中医临床必读丛书 重刊

素问病机气宜保命集

金·刘完素 撰

孙洽熙 孙 峰 整理

人民卫生出版社

·北京·

图书在版编目（CIP）数据

素问病机气宜保命集 /（金）刘完素撰；孙洽熙，孙峰整理 . —北京：人民卫生出版社，2023.3
（中医临床必读丛书重刊）
ISBN 978-7-117-34505-7

Ⅰ. ①素… Ⅱ. ①刘…②孙…③孙… Ⅲ. ①《素问》—研究 Ⅳ. ①R221.1

中国国家版本馆 CIP 数据核字（2023）第 046196 号

人卫智网	www.ipmph.com	医学教育、学术、考试、健康，购书智慧智能综合服务平台
人卫官网	www.pmph.com	人卫官方资讯发布平台

中医临床必读丛书重刊
素问病机气宜保命集
Zhongyi Linchuang Bidu Congshu Chongkan
Suwen Bingji Qiyi Baoming Ji

撰　　者：金·刘完素
整　　理：孙洽熙　孙　峰
出版发行：人民卫生出版社（中继线 010-59780011）
地　　址：北京市朝阳区潘家园南里 19 号
邮　　编：100021
E - mail：pmph @ pmph.com
购书热线：010-59787592　010-59787584　010-65264830
印　　刷：三河市国英印务有限公司
经　　销：新华书店
开　　本：889×1194　1/32　印张：7
字　　数：108 千字
版　　次：2023 年 3 月第 1 版
印　　次：2023 年 5 月第 1 次印刷
标准书号：ISBN 978-7-117-34505-7
定　　价：29.00 元

打击盗版举报电话：010-59787491　E-mail：WQ @ pmph.com
质量问题联系电话：010-59787234　E-mail：zhiliang @ pmph.com
数字融合服务电话：4001118166　E-mail：zengzhi @ pmph.com

重刊说明

  中医药学是中华民族的伟大创造,是中国古代科学的瑰宝,也是打开中华文明宝库的钥匙,为中华民族繁衍生息做出了巨大贡献,对世界文明进步产生了积极影响。中华五千年灿烂文化,"伏羲制九针""神农尝百草",中医经典著作作为中医学的重要组成部分,是中医药文化之源、理论之基、临床之本。为了把这些宝贵的财富继承好、发展好、利用好,人民卫生出版社于2005年推出了《中医临床必读丛书》(简称《丛书》)(105种),随后于2017年推出了《中医临床必读丛书》(典藏版)(30种),丛书出版后深受读者欢迎,累计印制近900万册,成为了中医药从业人员和爱好者的必读经典。

  毋庸置疑,中医古籍不仅是中医理论的基础,更是中医临床坚强的基石,提高临床疗效的捷径。每一位中医从业者,无不是从中医经典学起的。"读经典、悟原理、做临床、跟名师、成大家"是中医成才的必要路径。为了贯彻落实党的二十大报告指出的促进中医药传承创新发展和《关于推进新时代古籍工作的意见》要求,传承中医典籍精华,同时针对后疫情时代中医药在护佑人民健康方面的重要性以及大众对于中医经典的重视,我们因时因势调整和完善中医古籍出版工作,因此,在传承《丛书》原貌的基础上,对105种图书进行了改版,推出《中医临床必读丛书重刊》(简称《重刊》)。为了便于读者阅读,本版尽量保留原版风格,并采用双色印刷,将"养生类著作"单列,对每部图书的导读和相关文字进行了更新和勘误;同时邀请张伯礼院士和王琦院士为《重刊》作序,具体特点如下:

1. **精选底本,校勘严谨** 每种古籍均由各科专家遴选精善底本,加以严谨校勘,为读者提供精准的原文。在内容上,考虑中医临床人员的学习需要,一改过去加校记、注释、语译等方式,原则上只收原文,不作校记和注释,类似古籍的白文本。对于原文中俗体字、异体字、避讳字、古今字予以径改,不作校注,旨在使读者在研习之中渐得旨趣,体悟真谛。

2. **导读要览,入门捷径** 为了便于读者学习和理解,每本书前撰写了导读,介绍作者生平、成书背景、学术特点,重点介绍该书的主要内容、学习方法和临证思维方法,以及对临床的指导意义,对书的内容提要钩玄,方便读者抓住重点,提升学习和临证效果。

3. **名家整理,打造精品** 《丛书》整理者如余瀛鳌、钱超尘、郑金生、田代华、郭君双、苏礼等大部分专家都参加了我社20世纪80年代中医古籍整理工作，他们拥有珍贵而翔实的版本资料，具备较高的中医古籍文献整理水平与丰富的临床经验，是我国现当代中医古籍文献整理的杰出代表，加之《丛书》在读者心目中的品牌形象和认可度，相信《重刊》一定能够历久弥新，长盛不衰，为新时代我国中医药事业的传承创新发展做出更大的贡献。

主要分类和具体书目如下：

❶ 经典著作

《黄帝内经素问》　　　　《金匮要略》

《灵枢经》　　　　　　　《温病条辨》

《伤寒论》　　　　　　　《温热经纬》

❷ 诊断类著作

《脉经》　　　　　　　　《濒湖脉学》

《诊家枢要》

❸ 通用著作

《中藏经》　　　　　　　《三因极一病证方论》

《伤寒总病论》　　　　　《素问病机气宜保命集》

《素问玄机原病式》　　　《内外伤辨惑论》

《儒门事亲》　　　　　《石室秘录》

《脾胃论》　　　　　　《医学源流论》

《兰室秘藏》　　　　　《血证论》

《格致余论》　　　　　《名医类案》

《丹溪心法》　　　　　《兰台轨范》

《景岳全书》　　　　　《杂病源流犀烛》

《医贯》　　　　　　　《古今医案按》

《理虚元鉴》　　　　　《笔花医镜》

《明医杂著》　　　　　《类证治裁》

《万病回春》　　　　　《医林改错》

《慎柔五书》　　　　　《医学衷中参西录》

《内经知要》　　　　　《丁甘仁医案》

《医宗金鉴》

◆4 各科著作

(1) 内科

《金匮钩玄》　　　　　《张氏医通》

《秘传证治要诀及类方》　《张聿青医案》

《医宗必读》　　　　　《临证指南医案》

《医学心悟》　　　　　《症因脉治》

《证治汇补》　　　　　《医学入门》

《医门法律》　　　　　《先醒斋医学广笔记》

《温疫论》 　　　　　《串雅内外编》

《温热论》 　　　　　《医醇賸义》

《湿热论》 　　　　　《时病论》

(2) 外科

《外科精义》 　　　　《外科证治全生集》

《外科发挥》 　　　　《疡科心得集》

《外科正宗》

(3) 妇科

《经效产宝》 　　　　《傅青主女科》

《女科辑要》 　　　　《竹林寺女科秘传》

《妇人大全良方》 　　《济阴纲目》

《女科经纶》

(4) 儿科

《小儿药证直诀》 　　《幼科发挥》

《活幼心书》 　　　　《幼幼集成》

(5) 眼科

《秘传眼科龙木论》 　《眼科金镜》

《审视瑶函》 　　　　《目经大成》

《银海精微》

(6) 耳鼻喉科

《重楼玉钥》 　　　　《喉科秘诀》

《口齿类要》

（7）针灸科

《针灸甲乙经》 《针灸大成》

《针灸资生经》 《针灸聚英》

《针经摘英集》

（8）骨伤科

《永类钤方》 《世医得效方》

《仙授理伤续断秘方》 《伤科汇纂》

《正体类要》 《厘正按摩要术》

❺ 养生类著作

《寿亲养老新书》 《老老恒言》

《遵生八笺》

❻ 方药类著作

《太平惠民和剂局方》 《得配本草》

《医方考》 《成方切用》

《本草原始》 《时方妙用》

《医方集解》 《验方新编》

《本草备要》

人民卫生出版社

2023 年 2 月

序 一

党的二十大报告提出，把马克思主义与中华优秀传统文化相结合。中医药学是中国古代科学的瑰宝，也是打开中华文明宝库的钥匙。当前，中医药发展迎来了天时、地利、人和的大好时机。特别是近十年来，党中央、国务院密集出台了一系列方针政策，大力推动中医药传承创新发展，其重视程度之高、涉及领域之广、支持力度之大，都是前所未有的。"识势者智，驭势者赢"，中医药人要乘势而为，紧紧把握住历史的机遇，承担起时代的责任，增强文化自信，勇攀医学高峰，推动中医药传承创新发展。而其中人才培养是当务之急，不可等闲视之。

作为中医药人才成长的必要路径，中医经典著作的重要性毋庸置疑。历代名医先贤，无不熟谙经典，并通过临床实践续先贤之学，创立弘扬新说；发皇古义，融会新知，提高临床诊治水平，推动中医药学术学科进步，造福于黎庶。孙思邈指出："凡欲为大医，必须谙《素问》《甲乙》《黄帝针经》……"李东垣发《黄帝内经》胃气学说之端绪，提出"内伤脾胃，百病由生"的观点，一部《脾胃论》成为内外伤病证辨证之圭臬。经典者，路志正国医大师认为：原为"举一纲而万目张，解一卷而众篇明"之作，经典之所以奉为经典，一是经过长时间的临床实践检验，具有明确的临床指导作用和理论价值；二是后代医家在学术流变中，不断诠释、完善并丰富了其内涵与外延，使其与时俱进，丰富和发展了理论。

如何研习经典，南宋大儒朱熹有经验可以借鉴：为学之道，莫先于穷理；穷理之要，必在于读书；读书之法，莫贵于循序而致精；而致精之本，则又在于居敬而持志。读朱子治学之典，他的《观书有感》诗歌可为证："半亩方塘一鉴开，天光云影共徘徊。问渠那得清如许？为有源头活水来。"可诠释读书三态：一是研读经典关键是要穷究其理，理在书中，文字易懂但究理需结合临床实践去理解、去觉悟；更要在实践中去应用，逐步达到融汇贯通，圆机活法，亦源头活水之谓也。二是研读经典当持之以恒，循序渐进，读到豁然以明的时候，才能体会到脑洞明澄，如清澈见底的一塘活水，辨病识证，仿佛天光云影，尽映眼前的境界。三是研读经典者还需有扶疾治病、济世救人之大医精诚的精神；更重要的是，读经典还需怀着敬畏之心去研读赏析，信之用之日久方可发扬之；有糟粕可弃用,但须慎之。

在这次新型冠状病毒感染疫情的防治中,疫病相关的中医经典发挥了重要作用,2020年疫情初期我们通过流调和分析,明确了新型冠状病毒感染是以湿毒内蕴为核心病机、兼夹发病为临床特点的认识,有力指导了对疫情的防治。中医药早期介入,全程参与,有效控制转重率,对重症患者采取中西医结合救治,降低了病死率,提高了治愈率。所筛选出的"三药三方"也是出自古代经典。在中医药整建制接管的江夏方舱医院中,更是交出了564名患者零转重、零复阳,医护零感染的出色答卷。中西医结合、中西药并用成为中国抗疫方案的亮点,是中医药守正创新的一次生动实践,也为世界抗疫贡献了东方智慧,受到世界卫生组织(WHO)专家组的高度评价。

经典中蕴藏着丰富的原创思路,给人以启迪。青蒿素的发明即是深入研习古典医籍受到启迪并取得成果的例证。进入新时代,国家药品监督管理部门所制定的按古代经典名方目录管理的中药复方制剂,基于人用经验的中药复方制剂新药研发等相关政策和指导原则,也助推许多中医药科研人员开始从古典医籍中寻找灵感与思路,研发新方新药。不仅如此,还有学者从古籍中梳理中医流派的传承与教育脉络,以传统的人才培养方法与模式为现代中医药教育提供新的借鉴……可见中医药古籍中的内容对当代中医药科研、临床与教育均具有指导作用，应该受到重视与研习。

我们欣慰地看到，人民卫生出版社在 20 世纪 50 年代便开始了中医古籍整理出版工作，先后经过了影印、白文版、古籍校点等阶段，经过近 70 年的积淀，为中医药教材、专著建设做了大量基础性工作；并通过古籍整理，培养了一大批中医古籍整理名家和专业人才，形成了"品牌权威、名家云集""版本精良、校勘精准""读者认可、历久弥新"等鲜明特点，赢得了广大读者和行业内人士的普遍认可和高度评价。2005 年，为落实国家中医药管理局设立的培育名医的研修项目，精选了 105 种中医经典古籍分为三批刊行，出版以来，重印近千万册，广受读者欢迎和喜爱。"读经典、做临床、育悟性、成明医"在中医药行业内蔚然成风，可以说这套丛书为中医临床人才培养发挥了重要作用。此次人民卫生出版社在《中医临床必读丛书》的基础上进行重刊，是践行中共中央办公厅、国务院办公厅《关于推进新时代古籍工作的意见》和全国中医药人才工作会议精神，以实际行动加强中医古籍出版工作，注重古籍资源转化利用，促进中医药传承创新发展的重要举措。

经典之书,常读常新,以文载道,以文化人。中医经典与中华文化血脉相通,是中医的根基和灵魂。"欲穷千里目,更上一层楼",经典就是学术进步的阶梯。希望广大中医药工作者乃至青年学生,都要增强文化自觉和文化自信,传承经典,用好经典,发扬经典。

有感于斯,是为序。

中国工程院院士　国医大师

天津中医药大学　名誉校长　张伯礼

中国中医科学院　名誉院长

2023 年 3 月于天津静海团泊湖畔

序　二

中医药典籍浩如烟海,自先秦两汉以来的四大经典《黄帝内经》《难经》《神农本草经》《伤寒杂病论》,到隋唐时期的著名医著《诸病源候论》《备急千金要方》,宋代的《经史证类备急本草》《圣济总录》,金元时期四大医家刘完素、张从正、李东垣和朱丹溪的著作《素问玄机原病式》《儒门事亲》《脾胃论》《丹溪心法》等,到明清之际的《本草纲目》《医门法律》等,中医古籍是我国中医药知识赖以保存、记录、交流和传播的根基和载体,是中华民族认识疾病、诊疗疾病的经验总结,是中医药宝库的精华。

中华人民共和国成立以来,在中医药、中西医结合临床和理论研究中所取得的成果,与中医古籍研究有着密不可分的关系。例如中西医结合治疗急腹症,是从《金匮要略》大黄牡丹汤治疗肠痈等文献中得到启示;小夹板固定治疗骨折的思路,也是根据《仙授理伤续断秘方》等医籍治疗骨折强调动静结合的论述所取得的;活血化瘀方药治疗冠心病、脑血管意外和闭塞性脉管炎等疾病的疗效,是借鉴《医林改错》等古代有关文献而加以提高的；尤其是举世瞩目的抗疟新药青蒿素，是基于《肘后备急方》治疟单方研制而成的。

党的二十大报告提出，深入实施科教兴国战略、人才强国战略。人才是全面建设社会主义现代化国家的重要支撑。培养人才，教育要先行，具体到中医药人才的培养方面，在院校教育和师承教育取得成就的基础上，我还提出了书院教育的模式，得到了国家中医药管理局和各界学者的高度认可。王琦书院拥有115位两院院士、国医大师的强大师资阵容，学员有岐黄学者、全国名中医和来自海外的中医药优秀人才代表。希望能够在中医药人才培养模式和路径方面进行探索、创新。

那么，对于个人来讲，我们怎样才能利用好这些古籍，来提升自己的临床水平？我以为应始于约，近于博，博而通，归于约。中医古籍博大精深，绝非只学个别经典即能窥其门径，须长期钻研体悟和实践，精于勤思明辨、临床辨证，善于总结经验教训，才能求得食而化，博而通，通则返约，始能提高疗效。今由人民卫生出版社对《中医临床必读丛书》(105 种)进行重刊，我认为是件非常有意义的事，《重刊》校勘严谨，每本书都配有导读要览，同时均为名家整理，堪称精品,是在继承的基础上进行的创新,这无疑对提高临床疗效、推动中医药事业的继承与发展具有积极的促进作用,因此,我们也会将《重刊》列为书院教学尤其是临床型专家成长的必读书目。

韶光易逝,岁月如流,但是中医人探索求知的欲望是亘古不变的。我相信,《重刊》必将对新时代中医药人才培养和中医学术发展起到很好的推动作用。为此欣慰之至,乐为之序。

中国工程院院士　国医大师　王琦

2023 年 3 月于北京

原　序

中医药学是具有中国特色的生命科学,是科学与人文融合得比较好的学科,在人才培养方面,只要遵循中医药学自身发展的规律,把中医理论知识的深厚积淀与临床经验的活用有机地结合起来,就能培养出优秀的中医临床人才。

百余年西学东渐,再加上当今市场经济价值取向的影响,使得一些中医师诊治疾病常以西药打头阵,中药作陪衬,不论病情是否需要,一概是中药加西药。更有甚者不切脉、不辨证,凡遇炎症均以解毒消炎处理,如此失去了中医理论对诊疗实践的指导,则不可能培养出合格的中医临床人才。对此,中医学界许多有识之士颇感忧虑而痛心疾首。中医中药人才的培养,从国家社会的需求出发,应该在多种模式、多个层面展开。当务之急是创造良好的育人环境。要倡导求真求异、学术民主的学风。国家中医药管理局设立了培育名医的研修项目,第一是参师襄诊,拜名师并制订好读书计划,因人因材施教,务求实效。论其共性,则需重视"悟性"的提高,医理与易理相通,重视易经相关理论的学习;还有文献学、逻辑学、生命科学原理与生物信息学等知识的学习运用。"悟性"主要体现在联系临床,提高思辨能力,破解疑难病例,获取疗效。再者是熟读一本临证案头书,研修项目精选的书目可以任选,作为读经典医籍研修晋级保底的基本功。第二是诊疗环境,我建议城市与乡村、医院与诊所、病房与门诊可以兼顾,总以多临证、多研讨为主。若参师三五位以上,年诊千例以上,必有上乘学问。第三是求真务实,"读经典做临床"关键在"做"字上苦下功夫,敢于置疑而后验证、诠释,进而创新,诠证创新自然寓于继承之中。

中医治学当溯本求源,古为今用,继承是基础,创新是归宿,认真继承中医经典理论与临床诊疗经验,做到中医不能丢,进而才是中医现代化的实施。厚积薄发、厚今薄古为治学常理。所谓勤求古训、融会新知,即是运用科学的临床思维方法,将理论与实践紧密联系,以显著的疗效,诠释、求证前贤的理论,于继承之中求创新发展,从理论层面阐发古人前贤之未备,以推进中医学科的进步。

综观古往今来贤哲名医,均是熟谙经典、勤于临证、发皇古义、创立新说者。通常所言的"学术思想"应是高层次的成就,是锲而不舍长期坚持"读经典做临床"，并且，在取得若干鲜活的诊疗经验基础上，应是学术闪光点凝聚提炼出的精华。笔者以弘扬中医学学科的学术思想为己任，绝不敢言自己有什么学术思想，因为学术思想一定要具备创新思维与创新成果，当然是在以继承为基础上的创新；学术思想必有理论内涵指导临床实践，能提高防治水平；再者，学术思想不应是一病一证一法一方的诊治经验与心得体会。如金元大家刘完素著有《素问病机气宜保命集》，自述"法之与术，悉出《内经》之玄机"，于刻苦钻研运气学说之后，倡"六气皆从火化"，阐发火热症证脉治，创立脏腑六气病机、玄府气液理论。其学术思想至今仍能指导温热、瘟疫的防治。严重急性呼吸综合征（SARS）流行时，运用玄府气液理论分析证候病机，确立治则治法，遣药组方获取疗效，应对突发公共卫生事件，造福群众。毋庸置疑，刘完素是"读经典做临床"的楷模，而学习历史，凡成中医大家名师者基本如此，即使当今名医具有卓越学术思想者，亦无例外。因为经典医籍所提供的科学原理至今仍是维护健康、防治疾病的准则，至今仍葆其青春，因此"读经典做临床"具有重要的现实意义。

值得指出，培养临床中坚骨干人才，造就学科领军人物是当务之急。在需要强化"读经典做临床"的同时，以唯物主义史观学习易理易道易图，与文、史、哲、逻辑学交叉渗透融合，提高"悟性"，指导诊疗工作。面对新世纪，东学西渐是另一股潮流，国外学者研究老聃、孔丘、朱熹、沈括之学，以应对技术高速发展与理论相对滞后的矛盾日趋突出的现状。譬如老聃是中国宇宙论的开拓者，惠施则注重宇宙中一般事物的观察。他解释宇宙为总包一切之"大一"与极微无内之"小一"构成，大而无外小而无内，大一寓有小一，小一中又涵有大一，两者相兼容而为用。如此见解不仅对中医学术研究具有指导作用，对宏观生物学与分子生物学的连接，纳入到系统复杂科学的领域至关重要。近日有学者撰文讨论自我感受的主观症状对医学的贡献和医师参照的意义；有学者从分子水平寻求直接调节整体功能的物质，而突破靶细胞的发病机制；有医生运用助阳化气、通利小便的方药同时改善胃肠症状，治疗幽门螺杆菌引起的胃炎；还有医生使用中成药治疗老年良性前列腺增生，运用非线性方法，优化观察指标，不把增生前列腺的直径作为唯一的"金"指标，用综合量表评价疗效而获得认许，这就是中医的思维，要坚定地走中国人自己的路。

人民卫生出版社为了落实国家中医药管理局设立的培育名医的研修项目，先从研修项目中精选20

种古典医籍予以出版，余下 50 余种陆续刊行，为我们学习提供了便利条件，只要我们"博学之，审问之，慎思之，明辨之，笃行之"，就会学有所得、学有所长、学有所进、学有所成。治经典之学要落脚临床，实实在在去"做"，切忌坐而论道，应端正学风，尊重参师，教学相长，使自己成为中医界骨干人才。名医不是自封的，需要同行认可，而社会认可更为重要。让我们互相勉励，为中国中医名医战略实施取得实效多做有益的工作。

王永炎

2005 年 7 月 5 日

导　读

　　《素问病机气宜保命集》，金·刘完素撰，成书于南宋孝宗淳熙十三年丙午（金大定二十六年，即公元1186 年），初刊于南宋理宗淳祐十一年辛亥（1251），是阐述刘氏临床经验及阐发其学术观点之作，乃寒凉派著作之一。此书是中医临床、科研、教学工作者重要的参考书籍之一。

一、《素问病机气宜保命集》与作者

　　本书作者刘完素，名完素，字守真，自号通玄处士，河北省河间市人，故世称"刘河间"，并以"河间"名重天下，乃金元四大医学家之首。约生于北宋徽宗宣和二年庚子（1120）至南宋宁宗庆元六年庚申（1200）之间，享年 80 岁左右。刘氏自"二十有五，志在《内经》，日夜不辍，殆至六旬"。数十年的刻苦研习，加之其丰富的临床实践，终于"目至心灵，大有开悟"，使其于《内经》，尤其是其中的五运六气，深有灵悟，洞悉运气有常有变及对发病之影响。根据《素问》病机十九条，加之北方地高天寒，"其民淳朴，习于勤苦，兼以饮食醇酽，久而蕴热"，病则因"寒包火"而病热者居多的客观实际情况，强调火热为病，力倡"六气皆从火化"，力辟《太平惠民和剂局方》用药燥热之偏。主张辛凉解表，泄热益阴，善用寒凉药物，"尊之经，断自我"，创制凉血解毒、泄热益阴"奇而妥"之方剂，以应火热之疾。"左右逢源，百发百中"，自成一家。从而创立了祖国医学著名的火热学说，成为金元四大医学家之一。这一学说，不仅造福了当代，且对后世影响深远，为明清之季温病学说的形成，奠定了理论基础。

为伸己说，刘氏将其数十年的临床心得及其中医理论方面的灵悟，记而述之，勒成一部，而成《素问病机气宜保命集》一书。其理法方药，与刘氏所撰之《素问玄机原病式》《素问要旨论》《黄帝素问宣明论方》等一脉相承，互为羽翼，是研习刘氏学说的必读之书。

本书撰成之后，刘氏因"此集非崖略之说，盖得轩岐要妙之旨，故用之可以济人命，舍之无以活人生，得乎心髓"，所以"秘之笑箐，不敢轻以示人，非绝仁人之心，盖圣人之法，不遇当人（适合承业之人），未易授尔"，而未公诸于世。明·曜仙言"始守真靳惜无传，至胡元宪宗（铁木真之孙，蒙古大汗蒙哥，公元1251年至1259年在位,庙号宪宗)元年辛亥,乃宋理宗淳祐十一年也,相去六十五年矣,大卤(太原)焉政亨(杨威)谓天下之宝,当与天下共之,不可泯也,乃锓诸梓人","使先生之道,出于茆茨荆棘(民间)中",而初刻传世。历代刻刊及现代排印本较多,据《全国中医图书联合目录》等记载,有十余种版本存世。

据史料所载,刘氏医著甚丰,自撰及其门人、私淑者编撰的著述,除本书外,还有《素问要旨论》《黄帝素问宣明论方》《素问玄机原病式》《伤寒直格》《伤寒标本心法类萃》《三消论》《河间伤寒心要》《刘河间伤寒医鉴》《河间刘先生十八剂》《治病心印》《素问药注》和《保童秘要》等。因年移代革,灾害兵燹,后4种已失传,诚为憾事。海内现存的本书及前8种,20世纪80年代初,被卫生部列入重点中医古籍整理出版规划,并定为国家级中医科研项目下达给在下。余率同道,收集海内所存之重要版本及孤本(如《素问要旨论》清刻本等),精校细勘,历时5年,圆满完成此辑校工作,名之曰《河间医集》,人民卫生出版社已于1998年1月出版。此书乃首次将刘氏海内所存的医著,经精校细勘、精当训释而集成者,医界同仁及广大读者,如欲全面了解刘氏的生平事迹,学术思想,医学建树,阅之即得。

二、主要学术观点及对临床的指导意义

本书分上、中、下三卷，共三十二篇。上卷九篇，名之曰原道论、原脉论、摄生论、阴阳论、察色论、伤寒论、病机论、气宜论、本草论。分别对天人合一、病机、运气、诊法、治则、药物及养生等进行了深入地探讨，特别对风热湿火燥寒六气外感、肝心脾肺肾五脏之主气木火土金水偏盛而内伤所致疾病之病机，进行了详尽深入的探讨。旁征博引，深入浅出，阐发《素问》之幽隐，彰显《素问》之真谛，既对中医理论进行了深入剖析，又对中医临床有很大的指导价值。中、下两卷，共二十三篇，其中病论二十二篇，名之曰中风论、疠风论、破伤风论、解利伤寒论、热论、内伤论、疟论、吐论、霍乱论、泻痢论、心痛论、咳嗽论、虚损论、消渴论、肿胀论、眼目论、疮疡论、瘰疬论、痔疾论、妇人胎产论（附带下论）、大头论（附雷头风、附耳论）、小儿斑疹论，药略一篇（附针法、附诸吐方法）。病论每篇均为对该病先论述，后处方，内容宏富，多有阐发，读之对该病的原始要终，理法方药，一目了然，极有利于学者之临床。如泻痢论，刘氏曰："论曰：脏腑泻痢，其证多种，大抵从风、湿、热论。是知寒少而热多，寒则不能久也，故曰暴泻非阳，久泻非阴。论曰：春宜缓形，形动

则肝木乃荣,反静密,则是行秋令,金能制木,风气内藏,夏至则火盛而金去,独火木旺,而脾土损矣。轻则飧泄,身热,脉洪,谷不能化,重则下痢,脓血稠黏,皆属于火。经曰:溲而便脓血,知气行而血止也,宜大黄汤下之,是为重剂,黄芩芍药汤,为之轻剂。是实则泄其子,木能自虚,而脾土实矣。故经曰:春伤于风,夏必飧泄,此逆四时之气,人所自为也。有自太阴受湿,而多水泄虚滑,微满身重,不知谷味。假令春,宜益黄散补之,夏宜泻之。法云宜补、宜和、宜止,假令和,则芍药汤是也,止则诃子汤是也。久则防变,而为脓血。轻则传肾,谓之贼邪,故难愈。若先痢而后滑,谓之微邪,故易痊。此皆脾土受湿,天行为也,虽圣智不能逃。……故法云:后重则宜下,腹痛则宜和,身重则除湿,脉弦则去风,血脓稠黏,以重药竭之,身冷自汗,以毒药温之,风邪内缩,宜汗之则愈,鹜溏为利,当温之。又云:在表者发之,在里者下之,在上者涌之,在下者竭之,身表热者内疏之,小便涩者分利之。又曰:盛者和之,去者送之,过者止之。《兵法》云:避其来锐,击其惰归,此之谓也。……黄芩芍药汤,治泄痢腹痛,或后重身热,久而不愈,脉洪疾者,及下痢脓血稠黏。黄芩、芍药各一两,甘草五钱。上为粗末,每服半两,水一盏半,煎至一盏,滤清,温服,无时。如痛,则加桂少许。……大黄汤……芍药汤……白术黄芪汤……防风芍药汤……白术芍药汤……苍术芍药汤……苍术防风汤……苍术地榆汤……。"可见刘氏对此证之论述本之《素问》,旁纳诸大家之经验,以尽其美。治法灵活,随证而施,切合病情。处方列二十八首之多,以便学者随证选方。由此可见刘氏医术精湛、临床经验精深之一斑。药略列临床常用药一百零九味及其主治,简练易记,切于临床。

三、如何学习《素问病机气宜保命集》

学习刘氏此书,当与《素问》对照学习。此书与刘氏所撰之《素问要旨论》《素问玄机原病式》《黄帝素问宣明论方》等一脉相承,互为羽翼,应互相参照学习,以便理解其深蕴,而为我所用。此书虽一脉相承地阐扬刘氏的火热观点,但其处治则非概用寒凉,汗、吐、下、和、温、清、消、补诸法,该用何法用何法,该用何方用何方。可见刘氏作为一代医宗,虽强调其火热论点,善用寒凉方药,但不偏执,以病为转移,此乃其所以为大家也。刘氏虽力辟《太平惠民和剂局方》燥热之偏,然并非一律排斥,如咳嗽论水煮金花丸方后语言"《局

方》中川芎丸、防风丸皆可用也",白术丸方后语言
"《局方》中防己丸亦可用"等等,也是刘氏以病为
本者。

西安市中医医院　孙浲熙

2005 年 3 月

整理说明

　　《素问病机气宜保命集》，又名《素问玄机气宜保命集》《病机气宜保命集》《素问保命集》《素问病机》，简称《保命集》，金·刘完素撰，成书于南宋孝宗淳熙十三年丙午(金大定二十六年，即公元 1186 年)，初刊于南宋理宗淳祐十一年辛亥(1251)，早已失传。海内现存之版本，据《全国中医图书联合目录》等记载，有正脉本、吴本、怀德堂本等。其中以正脉本(明万历二十九年辛丑吴勉学校刻的《古今医统正脉全书》所含之《素问病机气宜保命集》刻本)为优，因之此次整理，以正脉本为底本，其内容不删节，不改篇，以保持本书之原貌。

　　此次整理做了以下工作：

　　1. 底本中确系明显的错字、讹字、俗字、别字及笔画小误者(如日月曰混淆，已己巳不分等)，均予径改，不出校记。

　　2. 底本错讹脱衍，需辩明者，则据校本改正或增删，一般不出注说明，可改可不改者，一般不改。

　　3. 刘氏引用他书之文献，多有删节或缩写改动。

凡不失原意者,置之不论,以保持本书原貌;出入较大或错讹者,均据其出处改正,一般不出注说明。

4. 对原文的异体字、通假字、古今字一律径改,不出注文。

5. 本书原为繁体竖排版,本次出版,将繁体字一律改为规范的简体字,同时将竖排版改为横排版,故原书方剂中"右件……"一律径改为"上件……"。

笔者才疏学浅,孤陋寡闻,虽经悉心校勘,不遗余力,然谬误之处,仍在所难免。敬盼大家同道,广大读者,不吝赐教,加以斧正。此书但能对读者了解刘氏学术建树,研究刘氏学术思想、临床造诣有所帮助,则余愿足矣。

自　序

　　夫医道者，以济世为良，以愈疾为善。盖济世者，凭乎术，愈疾者，仗乎法，故法之与术，悉出《内经》之玄机，此经固不可力而求，智而得也。况轩岐问答，理非造次，奥藏金丹，宝典深隐，生化玄文，为修行之经路，作达道之天梯。得其理者，用如神圣，失其理者，似隔水山。其法玄妙，其功深远，固非小智所能窥测也。若不访求师范，而自生穿凿者　徒劳皓首耳。

　　余二十有五，志在《内经》，日夜不辍，殆至六旬。得遇天人，授饮美酒，若橡斗许，面赤若醉。一醒之后，目至心灵，大有开悟，衍其功疗，左右逢原，百发百中。

　　今见世医，多赖祖名，倚约旧方，耻问不学，特无更新之法，纵闻善说，反怒为非。呜呼！患者遇此之徒，十误八九，岂念人命死而不复生者哉！仁者鉴之，可不痛欤！以此观之，是未知阴阳之道，况木极似金，金极似火，火极似水，水极似土，土极似木。故经曰：亢则害，承乃制，谓己亢极，反似胜己之化。俗流未知，故认似作是，以阳为阴，失其本意。经所谓诛罚无过,命曰大惑。医徒执迷,反肆谤识,纵用获效,终无了然之悟,其道难与语哉!

仆见如斯,首述玄机,刊行于世者,已有《宣明》等三书。革庸医之鄙陋,正俗论之舛讹,宣扬古圣之法则,普救后人之生命。今将余三十年间信如心手,亲用若神,远取诸物,近取诸身,比物立象,直明真理,治法方论,裁成三卷,三十二论,目之曰《素问病机气宜保命集》。此集非崖略之说,盖得轩岐要妙之旨,故用之可以济人命,舍之无以活人生,得乎心髓。秘之箧笥,不敢轻以示人,非绝仁人之心,盖圣人之法,不遇当人,未易授尔。后之明者,当自传焉。

时大定丙午闰七月中元日
河间刘完素守真述

玉连环词

圣号连环,法明《素问》三坟中,别是奇绝。义如渊海,理若丘山,万法千机,下手处全无半捻。包藏天地,斡运阴阳,造化形质,极救赢劣。三卷九篇,其间终始,圣心难为与决。披寻数载,造奥寻真,似水底浸捞明月。君休笑饶贤,惠期颜闵,才压苏黄,无师匠亦难提挈。

细寻思,皇天不负苦学人。近来遇明师,敲开玉结,才见玄中玄,天外法。只此是全身诀自从会得,凡骨投入仙胎,似地囚反登天阙,换尽心腹意气,从今别始觉灵台皎洁。

幼年之岁,造《原病》《宣明》《要旨》《直格》,略明轩岐。发明圣心玄妙,具在《病机》中。书就深藏囊箧,待百年之后,自有高人,恁待宣扬圣策。此至精至微之道,休与俗人谈,除对知音说。

素问病机气宜保命集序

天兴末，予北渡，寓东原之长清。一日，过前太医王庆先家，于几案间得一书，曰《素问病机气宜保命集》。试问之，乃刘高尚守真先生之遗书稿也。其文则出自《内经》中，撷其要而述之者。朱涂墨注，凡三卷，分三十二门，门有资次，合理契经。如原道则本性命之源，论脉则尽死生之说，摄生则语存神存气之理，阴阳则讲抱元守一之妙，病机则终始有条有例，治病之法，尽于此矣。本草则驱用有佐有使，处方之法，尽于此矣。至于解伤寒，论气宜，说曲尽前圣意。读之使人廓然有醒悟，恍然有所发明，使六脉、十二经、五脏、六腑、三焦、四肢，目前可得而推见也。后二十三论，随论出证，随证出方，先后加减，用药次第，悉皆蕴奥，精妙入神。尝试用之，十十皆中，真良医也，虽古人不过是也，虽轩岐复生，不废此书也。然先生有序，序已行藏，言幼年已有《直格》《宣明》《原病式》三书，虽义精悫，犹有不尽圣理处；今是书也复出，与前三书相为表里，非日后之医者龟镜欤！至如平昔不治医书者得之，随例验证，度己处药，则思亦过半矣。予谓是书,虽在农夫、工贩、缁衣、黄冠、儒宗,人人家置一本可也。若己有病,寻阅病源,不至乱投汤剂,况医家者凭者哉!

惜哉!先生卒,书不世传,使先生之道,窃入小人口,以为已尽者有之。予悯先生道,屏翳于茆茨荆棘中,故存心精较,今数年矣。命工镂版,拟广世传,使先生之道出于茆茨荆棘中,亦起世膏肓之一端也。

岁辛亥正月望日大卤杨戚序

重刻保命集序

粤自轩岐而下，数千载间，虽有跗缓卢扁之于前，其道不行其后。后之学者，如盲执炬，夜行穷谷，其道愈失矣。

然医道漂没已久，天固生守真刘通玄于河间。素有奇遇，得天人之旨，而能尽其术，乃撰《宣明》等书，一十七万余言，开导后学。年几六十，再遇异人，授以玄酝一橡斗许，一醉乃醒，豁然有悟，复撰是书。自谓穷理尽性，精微至要，莫出乎是也。

盖医之所以为医者，必先知其人之所以为人之道。人与天地一，故体天之道以察四时，因地之理以审百病。其神圣工巧、格物致知之理，不在乎药，而在乎医之何如耳。尝闻鹖冠子曰：昔者伊尹医殷，吕望医周，奚生医秦，申蔗医郢，原季医晋，陶朱医越，夷吾医齐。故魏文侯有曰：管子用政行医，术以扁鹊之道，桓公其霸乎，其说有自矣。今是书也，其摄生之法，与夫修齐之道理无二，歧道同一轨，大有益于医道也。后之学者，诚能推究其理，审乎病源，体乎天道，顺乎地利，以治其疾，将有囿于寿域者也。

缘是书者,金世宗大定二十六年丙午守真所撰之书也,时在宋孝宗淳熙十三年焉。始守真靳惜无传,至胡元宪宗元年辛亥,乃宋理宗淳祐十一年也,相去六十五年矣。大卤焉政亨谓天下之宝,当与天下共之,不可泯也,乃镂诸梓人乎。

古版毁于兵燹,不存久矣。世无其传,今命工重刊。既完,必用序以纪其实,姑书于篇端云。

或曰:不书中国之正,朔用金虏之正者何? 曰:当宋季也,河间为金虏所有,而用之故也。

岁在宣德辛亥三月初二日曜仙书

目
录

卷上 ··· 1

原道论第一 ··· 3

原脉论第二 ··· 5

摄生论第三 ··· 10

阴阳论第四 ··· 12

察色论第五 ··· 13

伤寒论第六 ··· 14

病机论第七 ··· 17

气宜论第八 ··· 28

本草论第九 ··· 31

卷中 ··· 45

中风论第十 ··· 47

疬风论第十一 ·· 59

破伤风论第十二 ·· 61

解利伤寒论第十三 ·· 66

热论第十四 ··· 72

内伤论第十五 ·· 77

疟论第十六 ··· 79

吐论第十七 ··· 84

霍乱论第十八 ……………………………………………… 89

泻痢论第十九 ……………………………………………… 91

心痛论第二十 ……………………………………………… 105

卷下 ……………………………………………………… 109

咳嗽论第二十一 …………………………………………… 111

虚损论第二十二 …………………………………………… 117

消渴论第二十三 …………………………………………… 120

肿胀论第二十四 …………………………………………… 122

眼目论第二十五 …………………………………………… 126

疮疡论第二十六 …………………………………………… 130

瘰疬论第二十七 …………………………………………… 138

痔疾论第二十八 …………………………………………… 139

妇人胎产论第二十九 ……………………………………… 140

　附带下论 …………………………………………………… 151

大头论第三十 ……………………………………………… 153

　附雷头风 …………………………………………………… 154

　附耳论 ……………………………………………………… 155

小儿斑疹论第三十一 ……………………………………… 155

药略第三十二 ……………………………………………… 158

　附针法 ……………………………………………………… 158

　附诸吐方法 ………………………………………………… 165

中药方剂索引 …………………………………………… 171

素问病机气宜保命集

卷 上

河间处士刘完素守真述
新安吴勉学师古校

原道论第一

经曰：观天之道，执天之行，尽矣。盖天一而地二，北辨而南交，入精神之运以行矣。拟之于象，则水火也，书之于卦，则坎离也。两者相须，弥满六合，物物得之，况于人乎。

盖精神生于道者也，是以上古真人，把握万象，仰观日月，呼吸元气，运气流精，脱骨换形，执天机而行六气，分地纪而运五行，食乳饮血，省约俭育，日夜流光，独立守神，肌肉若一，故能寿敝天地，无有终时，此其道生之要也。

夫道者，能却老而全形，安身而无疾。夫水火，用法象也，坎离，言交变也，万亿之书，故以水为命，以火为性。土为人，人为主性命者也，是以主性命者在乎人，去性命者亦在乎人，养性命者亦在乎人。何则？修短寿夭，皆自人为。故经曰：精神内守，病安从来。又曰：务快其心，逆于生乐。所以然者，性命在乎人。故人受天地之气，以化生性命也。是知形者，生之舍也，气者，生之元也，神者，生之制也。形以气充，气耗形病，神依气位，气纳神存。修真之士，法于阴阳，和于术数，持满御神，专气抱一，以神为车，以气为马，神气相合,可以长生。故曰:精有主,气有元,呼吸元气,合于自然,此之谓也。智者明乎此理,吹嘘呼吸,吐故纳新,熊径鸟伸,导引按跷,所以调其气也。平气定息,握固凝想,神宫内视,五脏昭彻,所以守其气也。法则天地,顺理阴阳,交媾坎离,济用水火,所以交其气也。神水华池,含虚鼓漱,通行营卫,入于元宫,溉五脏也。服气于朝,闭息于暮,阳不欲迭,阴不欲覆,练阴阳也。以至起居适晏,出处协时令,忍怒以全阴,抑喜以全阳,泥丸欲多栉,天鼓欲常鸣,形欲常鉴,津欲常咽,体欲常运,食欲常少。眼者,身之鉴也,常居欲频修。耳者,体之牖也,城廓欲频治。面者,神之庭也,神不欲覆。发者,脑之华也,脑不欲减。体者,精之元也,精不欲竭。明者,身之宝也,不欲耗。补泻六腑,淘练五精,可以固形,可以全生,此皆修真之要也。故修真之要者,水火欲其相济,生土金欲其相养。是以全生之术,形气贵乎安,安则有伦而不乱,精神贵乎保,保则有要而不耗。故保而养之,初不离于形气精神。及其至也,可以通神明之出。神明之出,皆在于心,独不观心为君主之官,得之所养,则血脉之气王而不衰,生之本,无得而摇也,神之变,无得而测也。肾为作强之官,得所养,则骨髓之气荣而不枯,蛰封藏之本,无得而倾也,精之处,无得而夺也。

夫一身之间，心居而守正，肾下而立始，精神之居此宫，不可太劳，亦不可竭。故精太劳则竭其属，在肾可以专涩之也，神太用则劳其脏，在心静以养之，唯精专然后可以内守。故昧者不知于此，欲拂自然之理，谬为求补之术，是以伪胜真，以人助天，其可得乎！

原脉论第二

大道之浑沦，莫知其源，然至道无言，非立言无以明其理，大象无形，非立象无以测其奥。道象之妙，非言不明，尝试原之。脉者，何也？非气非血，动而不息，营行脉中，卫行脉外。经曰：脉者，血之府也。自《素问》而下，迄于今，经所不载，无传记而莫闻其名焉。然而玄机奥妙，圣意幽微，虽英俊明哲之士，非轻易可得而悟也。

夫脉者，果何物乎？脉者有三名，一曰命之本，二曰气之神，三曰形之道，经所谓天和者是也。至于折一肢，瞽二目，亦不为害生，而脉不可须臾失，失则绝命害生矣。

经曰：春弦、一曰长。夏洪、一曰钩。秋毛、一曰涩。冬石，一曰沉。此言正脉，同天真造化之元气也。巡于春夏秋冬，木火金水之位，生长收藏，参和相应，故禀二仪而生，不离于气，故于脉有生死之验。经曰：脉者，血之府也，如世之京都州县，有公府廨署也。国因置者，所以禁小人为非道也。今府不立，则善者无以伸其枉，恶者无以罚其罪，邪正混同，贤愚杂处，而乱之根也。经曰：五运阴阳者，天地之道也，万物之纲纪，变化之父母，生杀之本始，神明之府也。既阴阳为神明之府，脉为血之府，而明可见焉。血之无脉，不得循其经络部分，周流于身，滂派奔迫，或散或聚，气之无脉，不能行其筋骨脏腑上下，或暴或蹶。故经曰：出入废则神机化灭，升降息则气立孤危，故气化则物生，气变则物易，气盛则物壮，气弱则物衰，气绝则物死，气正则物和，气乱则物病，皆随气之盛衰而为变化也。脉字者，从肉、从永、从爪、从血，四肢百骸，得此真元之气，血肉筋骨爪发荣茂，可以倚凭而能生长也。长久永固之道，故从肉、从永者是也，从爪、从血者，巡之如水，分流而布遍周身，无所不通也。《释名》：脉，幕也，如幔幕之遮覆，幕络一体之形导，太一真元之气也。元气者，在气非寒、非热、非暖、非凉，在脉者非弦、非洪、非涩、非沉，不为气而浮沉，不为血而流停，乃冲和自然之气也，故春温、夏热、秋凉、冬寒。所以然者，为元气动而不息，巡于四方，木火水金之位，温凉寒暑之化,生生相续,新新不停,日月更出,四序迭迁,脉不为息。故人有身形之后,五脏既生,身中元气即生焉。故春弦、夏洪、秋毛、冬石,此四时之气也,而脉者,乃在其中矣。《道经》曰:视之不见,听之不闻,搏之不得,迎之不见其首,随之不见其后,此如脉之谓也。又云:埏埴以为器,当其无,有器之用,故有之以为利,无之以为用。又曰:吾不知名,字之曰道,强为之名,曰大,斯立脉之名之本意也。故道者万物之奥,脉者百骸之灵,奥灵之妙,其道乃同。

元气者,无器不有,无所不至,血因此而行,气因此而生。故营行脉中,卫行脉外,瞻之在前,忽然在后,而不匮者,皆由于脉也。分而言之,曰气、曰血、曰脉,统而言之,唯脉运行血气而已。故经曰:血气者,人之神,不可不谨养也。

阴阳别论曰:所谓阳者,胃脘之阳也,此阳者,言脉也,胃者,土也。脉乃天真造化之气也,若土无气,则何以生长收藏,若气无土,何以养化万物,是无生灭也,以平人之气常禀于胃。《正理论》曰:谷入于胃,脉道乃行,阴阳交会,胃和脉行。人禀天地之候,故春胃微弦曰平,但弦而无胃曰死,夏胃微钩曰平,但钩而无胃曰死,长夏微软曰平,但弱而无胃曰死,秋胃微毛曰平,但毛而无胃曰死,冬胃微石曰平,但石而无胃曰死。

阴者,真脏也,见则为败,败则必死。五脏为阴,肝脉至,中外急,如循刀刃,责责然,如按琴弦,心脉至,坚而搏,如循薏苡仁,累累然,肺脉至,大而虚,如以毛羽中人皮肤,肾脉至,搏而绝,如以指弹石,辟辟然,脾脉至,弱而乍数乍疏。夫如此脉者,皆为脏脉独现而无胃脉,五脏皆至悬绝而死。故经曰:别于阳者,知病忌时,别于阴者,知生死之期。故人性候,躁急怀促,迟缓软弱,长短大小,皮坚肉厚,各随其状,而脉应之。

常以一息四至为准者,言呼出心与肺,吸入肾与肝。五者,胃兼主四旁,在呼吸之间也。数则为热,迟则为寒,如天之春秋二分,阴阳两停,昼夜各得五十度。自此添一遭则热,减一遭则寒,脉之妙道,从此可知矣。或如散叶,或如燃薪,或如丸泥,或如丝缕,或如涌泉,或如土颓,或如偃刀,或如转索,或如游鱼,假使千变万化,若失常者,乃真元之气离绝,五脏六腑不相管辖,如丧家之狗,元气散失,而命绝矣。

经曰:积阳为天,积阴为地,阳化气,阴成形,此言一气判而清浊分也。元气者,天地之本,天和者,血气之根。华佗云:脉者,谓血气之先也。孔子曰:天不言而四时行焉,百物生焉,而脉亦如之。又,经曰:自古通天者,生之本,皆通乎天气也。通天者,谓通元气天真也,然形体者,假天地之气而生,故奉生之气,通计于天。禀受阴阳,而为根本,天地合气,命之曰人。天气不绝,真灵内属,动静变化,悉与天通。

《易》云:乾坤成列,而易立乎其中矣,故天地之体,得易而后生,天地之化,得易而后成。故阳用事则春生夏长,阴用事则秋收冬藏,寒往则暑来,暑往则寒来,始而终之,终而复始,天地之化也,而易也默然于其间,而使其四序,各因时而成功。至于寒不凌暑,暑不夺寒,无愆阳伏阴之变,而不至于大肃大温,故万物各得其冲和之气,然后不为过而皆能中节也。

《道经》曰:万物负阴而抱阳,冲气以为和,百姓日用而不知,斯脉之道也。故脉不得独浮沉、独大小、独盛衰、独阴阳。须可沉中有浮,浮中沉,大中有小,小中有大,盛中有衰,衰中有盛,阴中有阳,阳中有阴,充塞一身之中,盈溢百骸之内,无经络不有,无气血不至,养筋骨毛发,坚壮腻泽,非心非肾,非肝非脾,五脏之盛,真气固密,不为邪伤。若忧愁思虑,饥饱劳逸,风雨寒暑,大惊卒恐,真气耗乱,气血分离,为病之本。噫! 夫万物之中,五常皆备,审脉之道,而何独无五常邪!

夫仁固卫一身,充盈五脏,四肢百骸,皆得荣养,无冲和之气，独真脏脉现，则死矣。生则不现，死则独现，好生恶死，此仁之谓也。分布躯体，和调气血，贵之在头目耳鼻，贱之在蹠臀阴篡，不得上而有，不得下而无，无所不至，此义之谓也。长人脉长，短人脉短，肥人脉沉，瘦人脉浮，大人脉壮，小人脉弱，若长人短，短人长，肥人浮，瘦人沉，大人弱，小人壮，夫如此者，皆不中理而为病，此礼之谓也。现在寸，则上病，现在关，则中病，现在尺，则下病，五脏有疾，各有部分，而脉出现，不为潜藏伏匿，一一得察有余不足，而愈其病，此智之谓也。春弦、夏洪、秋毛、冬石，太阳之至，其脉沉，太阴之至，其脉大而长，少阴之至，其脉浮，阳明之至，其脉涩而短，少阳之至，其脉钩，厥阴之至，其脉弦。四序不失其期，六气为常准者，此信之谓也。非探颐索隐，钩深致远，学贯天人，旁通物理者，未能达于此矣。

摄 生 论 第 三

论曰：《内经》谓法于阴阳，和于术数，饮食有节，起居有常，不妄作劳，故能形与神俱，而尽终其天年，度百岁乃去。今时之人，不然也，以酒为浆，以妄为常，醉以入房，以欲竭其精，以耗散其真，不知持满，不时御神,务快其心,逆于生乐,起居无节,故半百而衰也。具饮食起居,乃人生日用之法,从恣不能知节,而欲传精神服天气者,不亦难乎!又,经曰:饮食自倍,肠胃乃伤,起居如惊,神气乃浮。是以圣人春木旺,以膏香助胃,夏火旺,以膏腥助肺,金用事,膳膏臊以助肝,水用事,膳膏膻以助心,所谓因其不胜而助之也。故饮食之常,保其生之要者,五谷、五果、五畜、五菜也。脾胃待此而仓廪备,三焦待此而道路通,营卫待此以清以浊,筋骨待此以柔以正。故经云:盖五味相济,斯无五宫之伤,所以养其形也。

虽五味为之养形,若味过于酸,肝气以津,脾气乃绝,味过于咸,大骨气劳,短肌,心气抑,味过于甘,心气喘满,色黑,肾气不衡,味过于苦,脾气不濡,胃气乃厚,味过于辛,筋脉沮弛,精神乃央,所谓失五味之常,而损其形也。王冰注曰:味有伦,缘脏有偏绝,此之谓也。

饮食者,养其形,起居者,调其神。是以圣人春三月,夜卧早起,被发缓形,见于发陈之时,且曰以使志生,夏三月,夜卧早起,无厌于日,见于蕃秀之时,且曰使志无怒,使气得泄,秋三月,早卧早起,与鸡俱兴,见于容平之时,收敛神气,且曰使志安宁,以应秋气,冬三月,早卧晚起,去寒就温,见于闭藏之时,且曰使志若伏若匿,若有私意,若己有得,此顺生长收藏之道。春夏养阳,秋冬养阴,顺四时起居法,所以调其神也。经所谓逆于春气,则少阳不生,肝气内变,逆于夏气,则太阳不长,心气内洞,逆于秋气,则太阴不收,肺气焦满,逆于冬气,则少阴不藏,肾气独沉,此失四时之气,所以伤其神也。智者顺四时,不逆阴阳之道,而不失五味损益之理,故形与神俱久矣,乃尽其天年而去。与夫务快其心,逆于生乐者,何足与语此道哉!故圣人行之,贤者佩之,岂虚语哉!

阴阳论第四

论曰:天地者,阴阳之本也,阴阳者,天地之道也,万物之纲纪,变化之父母,生杀之本始,神明之府也。故阴阳不测谓之神,神用无方谓之圣,倘不如此,谓天自运乎,地自处乎,岂足以语造化之全功哉!

大哉乾元,万物资始,至哉坤元,万物资生,所以天为阳,地为阴,水为阴,火为阳。阴阳者,男女之血气,水火者,阴阳之征兆,惟水火既济,血气变革,然后刚柔有体,而形质立焉。经所谓天覆地载,万物悉备,莫贵乎人。人禀天地之气生,四时之法成,故人生于地,悬命于天。

人生有形，不离阴阳，盖人居天之下，地之上，气交之中，不明阴阳，而望延年，未之有也。何则？苍天之气，不得无常也，气之不袭，是谓非常，非则变矣。王注曰：且苍天布气，尚不越于五行，人在气中，岂不应于天道。《左传》曰：违天不祥。系辞云：一阴一阳谓之道。《老子》曰：万物负阴而抱阳，故偏阴阳谓之疾。

夫言一身之中，外为阳，内为阴，气为阳，血为阴，背为阳，腹为阴，腑为阳，脏为阴，肝心脾肺肾五脏皆为阴，胆胃大肠小肠膀胱三焦六腑皆为阳。盖阳中有阴，阴中有阳，岂偏枯而道哉。

经所谓治病者必求其本，是明阴阳之大体，水火之高下，盛衰之补泻，远近之大小，阴阳之变通。夫如是，唯达人可知也。

察色论第五

论曰：声合五音，色合五行，声色符人，然后定立脏腑之荣枯。若滋荣者，其气生，如翠羽、鸡冠、蟹腹、豚膏、乌羽是也，枯夭者，其气败，如草兹、衃血、枳实、枯骨、如炲是也。至于青赤见于春，赤黄见于夏，黄白见于长夏，白黑见于秋，黑青见于冬，是谓五脏之生者,以五行之相继也。得肝脉色见青白,心脉色见赤黑,脾脉色见黄青,肺脉色见白赤,肾脉色见黑黄,是谓真脏之见者,以五行相克也。若乃肺风而眉白,心风而口赤,肝风而目青,脾风而鼻黄,肾风而肌黑,以风善行而数变故尔。肝热而左颊赤,肺热而右颊赤,心热而颜赤,脾热而鼻赤,肾热而颐赤,以诸热皆属火故尔。以至青黑为痛,黄赤为热,青白为寒,以九气不同故尔。鼻青为腹水,黑为水气,白为无血,黄为寒,赤为风,鲜明为留饮,而五色取决于此故尔。

然审病者,又皆以真脾之为本。盖真脾之黄,是谓天之气,五色又明,病虽久而面黄必生者,以其真气外荣也。此数者,虽皆成法,然自非心清见晓于冥冥,不能至于此,故五色微诊,可以目察,尤难。《难经》曰:望而知之谓之神,为见五色于外,故决死生也。

伤寒论第六

论曰:夫热病者,皆伤寒之类也,或愈或死,止于六七日间。若两感于寒者,必不免于死。经所谓人所伤于寒者,则为病热,热虽甚不死。盖伤寒者,非杂病所比，非仲景孰能明于此，故张仙公深得玄机之理趣，达六经之标本，知汗下之浅深。若投汤剂，正与不正，祸福影响，何暇数日哉！然仲景分三百九十法，一百一十三方，其证有六，其治有四。

经云：一日巨阳受之，其脉尺寸俱浮。二日阳明受之，其脉尺寸俱长。三日少阳受之，其脉尺寸俱弦。四日太阴受之，其脉尺寸俱沉。五日少阴受之，其脉尺寸俱微缓。六日厥阴受之，其脉尺寸俱沉涩。其太阳病者，标本不同，标热本寒，从标则太阳发热，从本则膀胱恶寒。若头项痛，腰脊强，太阳经病也，故宜发汗。其阳明病者，虽从中气，标阳本实，从标则肌热，从本则谵语。若身热目痛鼻干，不得卧，阳明经病，故宜解肌。太阳传阳明，非表里之传。若谵语，从本为实，故宜下便。王注曰：以阳感热。其少阳病者，标阳本火，从标则发热，从本则恶寒，前有阳明，后有太阴。若胸胁痛而耳聋，往来寒热，少阳经病，故宜和解。其太阴病者，标阴本湿，从标则身目黄，从本则腹满而嗌干。太阴经病，故宜泄满下湿，从其本，治其标。少阴病者，标阴本热，从标则爪甲青而身冷，从本则脉沉实而发渴。若口燥舌干而渴，少阴经病，故宜温标下本。其厥阴病者，故厥阴之中气宜温也。若烦满囊缩，厥阴经病，故为热，宜苦辛下之。故经曰：

所谓知标知本,万举万当,不知标本,是谓妄行。又曰:各通其脏,乃惧汗泄,非宜之谓也。故明斯六经之标本,乃知治伤寒之规矩,此所谓证有六也。且如发汗,桂枝、麻黄之辈,在皮者,若汗而发之,葛根、升麻之辈,因其轻而扬之法也。承气、陷胸之辈,下者因而竭之法也。泻心、十枣之辈,中满泄之法也。瓜蒂、栀豉者,高者因而越之法也。故明此四治之轻重,可为了伤寒之绳墨,此之谓其治有四也。若明六经四法,岂有发黄、生斑、蓄血之坏证,结胸、痞气之药过。

《内经》所谓:未满三日,可汗而已,其满三日,可泄而已。故仲景曰:太阳病,脉浮紧,无汗,身疼痛,八九日不解,表证仍在,当发其汗,宜麻黄汤,少阴病,得之二三日,口燥咽干者,急宜大承气下之,孰敢执于三四日汗泄之定法也! 是以圣人书不尽言,言不尽意,说其大概,此之谓也。

经所谓发表不远热,攻里不远寒,余自制双解、通圣辛凉之剂,不遵仲景,法桂枝、麻黄发表之药,非余自炫,理在其中矣。故此一时,彼一时,奈五运六气有所更,世态居民有所变,天以常火,人以常动,动则属阳,静则属阴,内外皆扰,故不可峻用辛温大热之剂,纵获一效,其祸数作。岂晓辛凉之剂,以葱白、盐豉,大能开发郁结,不惟中病,令汗而愈,免致辛热之药攻表不中,其病转甚。发惊狂,衄血,斑出,皆属热药所致,故善用药者,须知寒凉之味,况兼应三才造化通塞之理也。故经所谓:不知年之所加,气之盛衰,虚实之所起,不可以为工矣。

大抵杂病者,气之常也,随方而异,其治不同,卒病者,气之异,其治则同,其愈则异。昔黄帝兴四方之问,岐伯举四治之能,故伤寒之法备矣哉。

大矣哉! 若视深渊,如迎浮云,莫知其际。是以知发表攻里之药性,察标本虚实之并传,量老少壮弱之所宜,劳逸缓急之禀性,切脉明阴阳之部分,详证知邪之浅深,故可宜会通之法矣。《内经》曰:谨熟阴阳,无与众谋,此之谓也。

病机论第七

论曰:察病机之要理,施品味之性用,然后明病之本焉。故治病不求其本,无以去深藏之大患。故掉眩收引,膜郁肿胀,诸痛痒疮疡,皆根于内。

夫百病之生也,皆生于风寒暑湿燥火,以知化之变也。经言:盛者泻之,虚者补之,余锡方士,而方士用之,尚不能十全,余欲令要道必行,桴鼓相应,犹拨刺雪汙,工巧神圣,可得备闻。《灵枢经》曰:刺深而犹可拨,汙深而犹可雪。《庄子》曰:雪,犹洗也。岐伯曰:审察病机,无失气宜,此之谓也。

黄帝曰:愿闻病机何如?岐伯对曰:诸风掉眩,皆属于肝。少虑无怒,风胜则动。肝者,罢极之本,魂之居也,其华在爪,其充在筋,以生血气,其味酸,其色苍,为将军之官,谋虑出焉,为阴中之少阳,通于春气,其脉弦。王注曰:肝有二布叶,一小叶,如木甲拆之状,故经所谓其用为动。乃木之为动,火太过之,政亦为动。盖火木之主暴速,所以掉眩也。掉,摇也,眩,昏乱也,旋运皆生风故也。是以风火皆属阳,阳主动。其为病也,胃脘当心痛,上支两胁,隔咽不通,食饮不下。甚则耳鸣眩转,目不识人,善暴僵仆,里急软戾,胁痛呕泄。甚则掉眩巅疾,两胁下痛引少腹,令人善怒也。虚则目䀮䀮,而无所见,耳无所闻,善恐,如人将捕之。凡病肝木风疾者,以热为本,以风为标,故火本不燔,遇风冽乃焰。肝本不甚热,因金衰而旺,肺金不胜心火,木来侮于金,故诸病作矣。其为治也,燥胜风。王注曰:风自木生,燥为金化,风余则治之以燥,肝胜治之以清凉。清凉之气,金之气也,木气之下,金气承之。又曰:风淫于内,治以辛凉。肝欲散,急食辛以散之。故木主生荣而旺春,其性温,故风大则反凉而毁折，是兼金化制其木也。故风病过极，而反中外燥涩，是反兼金化也。故非为金制，其本自甚则如此。中风偏枯者，由心火暴胜，而水衰不能制，则火实克金，金不能平木，则肝木胜而兼于火热，则卒暴僵仆。凡治消瘅、仆击、偏枯、痿厥、气满、发肥，贵膏粱之疾也。故此脏气平则敷和，太过则发生，不及则委和。

诸痛痒疮疡，皆属于心。静则神明，热胜则肿。心者，生之本，神之变也，其华在面，其充在血脉，为阳中之太阳，通于夏气，其脉钩，其味苦，其色赤，为君主之官，神明出焉，此阳中之阳也。王注曰：心形如未敷莲花，中有七空，以导引天真之气，神明之宇也。经所谓其用为躁，火性躁动，其明于外，热甚火赫，烁石流金，火之极变也。燔焫山川，旋反屋宇，火之灾眚也。故火非同水，水智而火愚，其性暴速。其为病也，当胸中热，嗌干，右胠满，皮肤痛，寒热，咳喘，唾血，血泄，鼽衄，嚏呕，溺色变。甚则疮疡胕肿，肩背臑缺盆中痛，疡疹，身热，惊惑，恶寒战栗，谵妄，衄蔑，语笑，疮疡血流，狂妄目赤，胸中痛，胁下痛，背膺肩甲间痛，两臂痛。虚则胸腹大，胁下与腰背相引而痛。其为治法，以寒胜热。王注曰：小热之气，凉以和之。大热之气，寒以取之。甚热之气，汗以发之。发之不尽，逆治之。治之不尽，求其属以衰之。又曰：壮水之主，以制阳光。经曰：气有多少，病有盛衰，治有缓急，方有大小，此之谓也。是以热淫于内，治以咸寒，佐以甘苦，以酸收之，以苦发之。心欲耎，急食咸以软之。君火之下，阴精承之，火气之下，水气承之，是故火主暴虐，故燥万物者，莫熯乎火。夏月火热极甚，则天气熏昧，而万物反润，以水出液，林木津流，及体热极，而反汗液出，是火极而反兼水化。俗以难辨认，以是作非，不治已极，反攻旺气，是不明标本，但随兼化之虚象，妄为其治，反助其病，而害于生命多矣。故此脏平则升明，太过则赫曦，不及则伏明。王注曰：百端之起，皆自心生。

诸湿肿满，皆属脾土。味和气化，湿胜则濡泄。脾者，仓廪之本，营之居也，名曰器，能化糟粕，转味而入出者也，其华在唇，其充在肌，其味甘，其色黄，故为仓廪之官，又名谏议之官，五味出焉，此至阴之类，通于土气，为阴中之至阴脾也，其脉缓。王注曰：脾形象马蹄，内包胃脘，象土形也。其用为化，兼四气聚散，复形群品，以主溉灌肝心肺肾，不主四时，寄旺四季，经所谓善不可见，恶不可见也。其变骤注，其灾霖溃。其为病也，胕肿骨痛，阴痹，按之不得，腰脊头颈痛，时眩，大便难，阴器不用，饥不欲食，咳唾则有血，积饮痞膈,中满,霍乱吐下,肌肉痿,足痿不收,行善瘈,呕吐,泄注下。王注曰:脾热则生,虚则腹满肠鸣飧泄。食不化者,有胃之寒者,有胃之热者。色白,澄澈清冷,皆属寒,色黄,水赤混浊,皆属于热。故仲景曰:邪热不杀谷,火性疾速,此之谓也。其为治也,风胜湿。湿自土生,风为木化,土余则制之以风,湿盛治之以燥。故湿伤肉,湿胜则濡泄,甚则水闭胕肿。王注曰:湿为水,水盛则肿,水下形肉已消。又曰:湿气为淫,皆为肿满,但除其湿,肿满自衰。若湿气在上,以苦吐之,湿气在下,以苦泻之,以淡渗之。治湿之法,不利小便,非其治也。故湿淫所胜,平以苦热,佐以酸辛,以苦燥之,以淡泄之。若湿上甚而热,治以苦温,佐以甘辛,以汗为故而止。湿淫于内,治以苦热,佐以酸淡,以苦燥之,以淡泄之,脾苦湿,急食苦以燥之。又曰:土气之下,木气承之。《本草》曰:燥可去湿,桑白皮、赤小豆之属。王注曰:半身以上,湿气有余,火气复郁,所以明其热能生湿。经云:风寒在下,燥热在上,湿气在中,火游行其间,是以热之用矣。故土主湿黔云雨而宏静,风热极甚,则飘骤散落,是反兼风化,制其土也。若热甚土自壅,燥去其湿,以寒除热。脾土气衰,以甘缓之。所以燥泄、积饮、痞膈、肿满、湿热、干涸、消渴,慎不可以温药补之,故积温成热，性之温，乃胜气之药也。故此脏喜新而恶陈，常令滋泽，无使干涸。土平则备化，太过则敦阜，不及则卑监。

诸气膹郁，病痿，皆属于肺金。常清气利，燥胜则干。肺者，气之本，魄之处也，其华在毛，其充在皮，其味辛，其色白，而为相傅之官，治节出焉，为阴中之少阴，通于秋气，其脉毛。王注曰：肺之形象，有二布叶，一小叶，中有二千四空，行列以布，分诸藏清浊之气。经所谓其用为固，其变肃杀，其眚苍落。其为病也，骨节内变，左胠胁痛，寒清于中，感而疟，大凉革候，咳，腹中鸣，注泻鹜溏，咳逆，心胁满，引少腹，善暴痛，不可反侧，嗌干，面尘色恶，腰痛，丈夫癥疝，妇人少腹痛，浮虚，䏨，尻阴股膝髀腨胻皆痛，皴揭。实则喘咳逆气，肩背痛，汗出。虚则少气，不能报息，耳聋，嗌干。其为治也，热胜燥。燥自金生，热为火化，金余则制之以火，肺胜则治之以苦。又曰：金气之下，火气承之，燥淫于内，治以苦温，佐以苦辛，以苦下之。若肺气上逆，急食苦以泄之。王注曰：制燥之胜，必以苦温。故受干病生焉。是以金主于秋而属阴，其气凉，凉极天气清明而万物反燥，故燥若火，是金极而反兼火化也，故病血液衰也。燥金之化极甚，则烦热气郁，痿弱而手足无力，不能收持也。凡有声之病，应金之气。故此脏平气则审平，太过则坚成，不及则从革。

诸寒收引，皆属于肾水。能养动耗，寒胜则浮。肾者主蛰，封藏之本，精之处也，其华在发，其充在骨，其味咸，其色黑，为作强之官，技巧出焉，为阴中之阴，通于冬气，其脉石。王注曰：肾脏有二，形如豇豆，相并而曲附于膂筋，外有脂裹，里白表黑，主藏精。故《仙经》曰：心为君火，肾为相火，是言在肾属火而不属水也。经所谓膻中者，臣使之官，喜乐出焉，故膻中者，在两乳之间，下合于肾水，是火居水位，得升则喜乐出焉。虽君相二火之气，论其五行造化之理，同为热也。故左肾属水，男子以藏精，女了以系胞，右肾属火，游行三焦，盛衰之道由于此。故七节之傍，中有小心，是言命门相火也。经所谓其变凝冽，其眚冰雹。其为病也，寒客心痛，腰腿痛，大关节不利，屈伸不便，若厥逆痞坚，腹满寝汗。实则腹大胫肿，喘咳身重，汗出憎风。虚则胸中痛，大小腹痛，清厥，意不乐。王注曰：大小腹，大小肠也，此所谓左肾水发痛也。若夫右肾命门相火之为病，少气，疮疡，疥癣，痈肿，胁满，胸背首面四肢浮肿，腹胀呕逆，癥瘕，骨痛，节有动，注下，温疟，腹中暴痛，血溢，流注精液，目赤心热。甚则䯒昧，暴喑，胸闷懊忱，嚏呕，疮疡，惊躁，喉痹，耳鸣，呕涌,暴注,瞤瘛,暴死,瘤气,结核,丹熛,皆相火热之胜也。其为治也,寒胜热,燥胜寒。若热淫于内,治以咸寒,火淫所胜,治以咸冷。故相火之下,水气承之,如寒淫于内,治以甘热,佐以甘辛,寒淫所胜,平以辛热。又曰:肾苦燥,急食辛以润之,肾欲坚,急食苦以坚之。故水本寒,寒急则水冰如地,而能载物,水发而雹雪,是水寒亢极,反似克水之土化,是谓兼化也。所谓寒病极者,反肾满也。左肾不足,济之以水,右肾不足,济之以火。故此脏平则静顺,不及则涸流,太过则流衍。

诸厥固泄,皆属于下。厥谓气逆,固谓禁固,则肝肾失守,失守则不能禁固,出入无度,燥湿不恒,故气下则愈也。经所谓厥气上行,满脉去形。

诸痿喘呕逆,皆属于上。肺者,脏之长也,为心之华盖,故肺热叶焦,发痿躄,是气郁不利,病喘息而呕也。呕谓呕酸水,火气上炎之象也,胃膈热甚,则为呕也。若衰火之炎,痿躄则愈,利肺之气,喘息自调也,道路开通,呕吐则除。凡病呕涌溢食,皆属火也。王注曰:内格呕逆,食不得入,是有火也。经所谓三阳有余,则为痿易。王注曰:易,有变常用,自痿弱无力也。故此者,热之明矣。

诸热瞀瘛,皆属于火。热气胜,则浊乱昏昧也。

瞀,示乃昏也。经所谓病筋脉相引而急,名曰瘛者,故俗谓之搐是也。热胜风抟,并于经络,故风主动而不宁,风火相乘,是以热,瞀瘛而生矣。治法,祛风涤热之剂,折其火势,瞀瘛可立愈。若妄加灼火,或饮以发表之药,则死不旋踵。

诸禁鼓栗,如丧神守,皆属于火。禁栗惊惑,如丧神守,悸动怔忪,皆热之内作。故治当以治火,制其神守,血荣而愈也。

诸痉项强,皆属于湿。寒湿同性,水火同居,故足太阳膀胱经属水而位下,所以湿可伤也。其脉起目内眦,上额,交于巅上,其支别从巅入络于脑,还出下项,故主项强。太阳表中风,加之以湿客于经中,内挟寒湿,则筋脉抽急,故痉,项强而不柔和也。此太阳寒湿,当详有汗无汗,治以流湿祛风,兼发表而愈也。

诸逆冲上,皆属于火。冲,攻也,火气炎上,故呕涌溢,食不下也。

诸胀腹大,皆属于热。肺主于气,贵乎通畅,若热甚则郁于内,故肿胀而腹大。是以火主长而高茂,形现彰显,升明舒荣,皆肿之象也。热去而见自利也。

诸躁狂越,皆属于火。火实则四肢实,而能登高也。故四肢者,诸阳之本。经所谓阴不胜阳,则脉流薄疾,病乃狂,是以阳盛则使人妄语骂詈,不避亲疏,神明之乱也。故上善若水,下愚若火,此之谓也。治之以补阴泻阳,夺其食,则病已。

诸暴强直,皆属于风。暴,虐而害也,强,劲有力而木不柔也,乃厥阴风木势甚而成。王注曰:阳郁于内,而阴行于外。《千金》曰:强直为风,治以泻火补金,木能自平也。

诸病有声,鼓之如鼓,皆属于热。腹胀大而鼓之有声如鼓者,热气甚则然也。经所谓热甚则肿,此之类也。是以热气内郁,不散而聚,所以叩之如鼓也。诸腹胀大而鼓之,皆为里证,何以明之? 仲景曰:少阴病,腹胀,不大便者,急下之,宜大承气汤。所谓土坚胜水则干,急与大承气汤下之,以救肾水。故知无寒,其热明矣。

诸病胕肿,疼酸惊骇,皆属于火。胕肿,热甚,内则阳气滞故也。疼酸,由火实制金,不能平木,则木旺而为酸,酸者,肝之味也。故经所谓二阳一阴发病,主惊骇。王注曰:肝主惊,然肝主之原,其本也,自心火甚则善惊,所以惊则心动不宁也。故火衰木平,治之本也。

诸转反戾,水液浑浊,皆属于热。热气燥,烁于筋,故筋转而痛应,风属于肝也。甚则吐不止,暍热之气,加之以泄,湿胜也。若三气杂,乃为霍乱。仲景曰:呕吐而利,名为霍乱。故有干霍乱,有湿霍乱。得其吐利,邪气得出,名湿霍乱也,十存八九,若不得吐利,挥霍撩乱,邪无由出,名曰干霍乱,十无一生者。皆以冒暑中热,饮食不节,寒热气不调,清浊相干,阴阳乖隔,则为此病。若妄言寒者,大误矣。故热则小便浑而不清,寒则洁而不浊,井水煎沸,则自然浑浊也。

诸病水液,澄澈清冷,皆属于寒。水液,为寒病也,故水清净,其气寒冷,水谷不化而吐利,其色白而腥秽,传化失常,食已不饥。虽有邪热不杀谷而不饥者,无倦而常好动,其便色黄而酸。王注曰:寒者,上下所出,及吐出溺出也。又法曰:小寒之气,温以和之。

诸呕吐酸,暴注下迫,皆属于热。流而不腐,动而不蠹,故吐呕酸者,胃膈热甚,则郁滞于气,物不化而为酸也。酸者,肝木之味。或言吐酸为寒者,误也。暴注者,注泄也,乃肠胃热而传化失常,经所谓清气在下,则生飧泄。下迫者,后重里急,窘迫急痛也,火性急速,而能造物故也,俗云虚坐努责而痛也。

诸涩枯涸，干劲皴揭，皆属于燥。涩枯者，水液气衰少，血不荣于皮肉，气不通利，故皮肤皴揭而涩也。及甚，则麻痹不仁。涸干者，水少火多。系辞云：燥万物者，莫熯乎火。故火急热甚，水液干而不润于身，皮肤乃启裂，手足有如斧伤，而深三二分者，冬月甚而夏月衰。故法曰：寒能收敛，收敛则燥涩皴揭，热能纵缓，纵缓则滋荣润泽，皆属燥金之化也。王注曰：物之生滑利，物之死枯涩。其为治也，宜开通道路，养阴退阳，凉药调之，营血通流，麻木不仁、涩涸干劲皴揭皆得其所，慎无服乌附之药。

经所谓金木水火土，运行之数，寒暑燥湿火风，临御之化，不失其道，则民病可调。凡受诸病者，皆归于五行六气胜复盛衰之道矣。王注曰：人生有形，不能无患，既有其患，亦常有逃，生化出阴阳者也。故曰：谨守病机，各司其属，有者求之，无者求之，盛者责之，虚者责之，必先五胜，疏其血气，令得调达，而致和平，此之谓也。

气宜论第八

论曰：治病必明六化分治，五味五色所主，五脏所宜，五行之运行数，六气之临御化，然后明阴阳三才之数。故数之可数者，人中之阴阳也，然所合之数，可得见也。夫阴阳者，数之可十，推之可万，故天地阴阳者，不以数推，以象之谓也。

经曰：丹天之气，经于牛女戊分，黅天之气，经于心尾己分，苍天之气，经于危室柳鬼，素天之气，经于亢氐昴毕，玄天之气，经于张翼娄胃。所谓戊己分者，奎壁角轸，则天地之门户也。是以将前三数与天象，俱明始终之六气，所司之高下，在泉浅深之胜复，左右之间同与不同，三纪太过不及之理，故可分天地之化产，民病之气宜矣。

经所谓太阳司天之政，故岁宜苦以燥之温之。阳明司天之政，故岁宜以辛苦汗之清之散之，又宜以咸。少阳司天之政，故岁宜以咸宜辛宜酸，渗之泄之，渍之发之，观气寒温，以调其气。太阴司天之政，故岁宜以苦燥之温之，甚者发之泄之，不发不泄，则温气外溢，肉溃皮坼，而水血交流。少阴司天之政，故岁宜咸以软之，而调其土，甚则以苦发之，以酸收之，而安其下，甚则以苦泄之。厥阴司天之政，故岁宜以辛调之，以咸润之。必折其郁气，先资其化原，是以迎而夺之，王气之法也。

故云：六气者余，用热远热，用温远温，用寒远寒，用凉远凉，食宜同法，此其道也。故王注曰：夏寒甚则可以热犯热，不甚则不可犯也。若有表证，若有里证，故法云发表不远热，攻里不远寒。不发不攻，而犯寒犯热，使寒热内贼，其病益甚，故无者生之，有者甚之。所以不远热则热至，不远寒则寒至。其寒至，则坚痞、腹痛急、下利之病生矣，热至，则身热、吐下、霍乱、痈疽、疮疡、瞀昧、昏郁、注下、瞤瘛、肿胀、呕吐、鼽血、衄血、头痛、骨节变、肉痛、血溢、血泄、淋闷之病生矣。王注曰：食已不饥，吐利腥秽，亦寒之疾也，暴喑冒昧，目不识人，躁扰狂越，谵语骂詈，惊痫，亦热之病也。

　　故经所谓无失天信，无逆气宜，无赞其胜，无赞其复，是谓至也。傥不知斯，寒热内贼，失气之宜，因不知四时五行，因加相胜，释邪攻正，绝人长命，术不通经，为粗工之戒。是以六气上司九宫，中司九元，下司九宣。三数俱明，各分主客，胜复淫治，克伐主病，岁物气味之厚薄。故经所谓气味有厚薄，性用有躁静，治保有多少，力化有浅深。故少阳在泉，寒毒不生，太阳在泉，热毒不生，故其气专，其味正，少阴在泉，寒毒不生，太阴在泉，燥毒不生，此所谓天化地产。故天地气合，六节分而万物生矣。经所谓谨察病机，无失气宜。病机者，寒暑燥湿风火，金木水火土，万病悉自而生矣。故谨察病机之本，得治之要者,乃能愈疾。亦常有不明六气五行之所宜,气味厚薄之所用,人身为病之所由,而能必获其效者,尟矣哉!

本草论第九

论曰:流变在乎病,主治在乎物,制用在乎人,三者并明,则可以语七方十剂。宣、通、补、泻、轻、重、涩、滑、燥、湿,是十剂也,大、小、缓、急、奇、偶、复,是七方也。是以制方之体,欲成七方十剂之用者,必本于气味生成,而成方焉。

其寒热温凉四气者,生乎天,酸苦辛咸甘淡六味者,成乎地。气味生成,而阴阳造化之机存焉。是以一物之中,气味兼有,一药之内,理性不无。故有形者谓之味,无形者谓之气。若有形以无形之治,喘息昏昧乃生,无形以有形之治,开肠洞泄乃起。

经所谓阴味出下窍,阳气出上窍。王注曰:味有质,故下流便泻之窍,气无形,故上出呼吸之门。故阳为气,阴为味,味归形,形归气,气归精,精归化,精食气,形食味。王注曰:气化则精生,味化则形长,是以有生之人,形精为本。故地产养形,形不足者温之以气,天产养精,精不足者补之以味,形精交养,充实无亏,虽有奇疾,弗能为害。故温之以气者,是温之以肺,补之以味者,是补之以肾。

是以人为万物之灵,备万物之养,饮和食德,以化津液,以淫筋脉,以行营卫。故经所谓阴之所生,本在五味。气味合而服之,以补精益气,所以为全生之术。故五畜五菜五果,甘苦酸辛咸,此为补养之要也。何则?谷入于口,而聚于胃,胃为水谷之海,喜谷而恶药,药之所入邪,不若谷气之先达,故治病之法,必以谷气为先。是以圣人论真邪之气者,谓汗生于谷,不归于药石,辨死生之候者,谓安谷则生。过期不惟数于五脏,凡明胃气为本,以此知五味能养形也。虽毒药攻邪,如国之用兵,盖出于不得已也。是以圣人发表不远热,攻里不远寒。辛甘发散为阳,酸苦涌泄为阴。故辛散、酸收、甘缓、苦坚、咸软,随五脏之病证,施药性之品味,然后分奇偶大小缓急之制也。

故奇偶者,七方四制之法,四制者,大小缓急也。所谓气有多少,病有盛衰,治有缓急,方有大小。故大小者,君一臣二,奇之制也,君二臣四,偶之制也,君二臣三,奇之制也,君二臣六,偶之制也。又曰:奇方云君一臣二、君二臣三,偶方云君二臣四、君二臣六。所以七方者，四制之法，奇偶四制。何以明之？假令小承气、调胃承气，为奇之小方也，大承气、抵当汤，为奇之大方也，所谓因其攻下而为之用者如此。桂枝、麻黄，为偶之小方，葛根、青龙，为偶之大方，所谓因其发而用之者如此。

经所谓近者奇之，远者偶之，身之表者为远，身之里者为近。汗者不以奇，下者不以偶，不以者，不用也。故补上治上制以缓，补下治下制以急，急则气味厚，缓则气味薄。故味厚者为阴，薄为阴之阳，为味不纯粹者也。故味所厚，则泄之以下，味所薄，则通气者也。王注曰：味厚则泄，薄则通，气厚者为阳，薄者为阳之阴，故附子、干姜，味甘温大热，为纯阳之药，为气厚者也，丁香、木香，味辛温平薄，为阳之阴，气不纯粹者也。故气所厚则发热，气所薄则发泄，经曰薄则发泄，厚则发热。王注曰：阴气润下，故味薄则发泄，阳气炎上，故气厚则发热。味薄为阴少，故通泄，气薄为阳少，故汗出。是以论气味之薄厚，合奇偶之大小。肾肝位远，数多则其气缓，不能速达于下，必大剂而数少，取其迅急可以走下也。心肺位近，数少则其气急，不能发散于上，必小剂而数多，取其气宜散可以补上也。王注曰：肺服九，心服七，脾服五，肝服三，肾服一，乃五脏生成之常数也。

若奇之不去,则偶之,是谓重方也。偶之不去,则反佐以取之,是谓寒热温凉反从其病也。王注曰:是以圣人反其佐以同其气,令声气应合,复令寒热参合,使其终异而始同,燥润而败坚刚,强必折,柔脆自消尔。故逆者正治,从者反治,从少从多,观其可也。仲景曰:少阴病,下利而脉微者,与白通汤。利不止,厥逆无脉者,干呕烦者,白通加猪胆、人尿。王注曰:若调寒热之逆,冷热必行,则热物冷服,下咽之后,冷体其消,热性便发,由是病气随愈,呕秽皆除,情且不违,而致大益。此加人尿、猪胆汁咸苦寒物于白通汤热剂中,要其气相从,可去格拒之寒也。经所谓热因热用,寒因寒用,塞因塞用,通因通用,必伏其所主,而先其所因,其始则同,其终则异,可使破积,可使溃坚,可使气和,可使必已,此之谓也。若病所远而中道气味乏者,食而过之,无越其制度。王注曰:假令病在肾,而心之气味饲而冷,是仍急过之,不饲以气味,肾药凌心,心腹益衰。与上下远近例同。是以圣人治上不犯下,治下不犯上,和中上下俱无犯。故经所谓诛罚无过,命曰大惑,此之谓也。

有中外不相从,治其主病,皆论标本,不令妄攻也。故从所来者为本,其所受者为标。是以内者内调,外者外治,内者调之不言其治,外者治之不言其调。经所谓上淫于下,所胜平之,外淫于内,所胜治之,此之谓也。若从内之外盛于外,先调其内而后治其外,从外之内而盛于内者,先治其外而后调其内。王注曰:皆谓先除其根底,后削其条也。是故病发有余,本而标之,后治其标。故仲景曰:伤寒,医下之,续得下利清谷,身疼痛者,急当救里,身疼痛,清便自调者,急当救表,救里四逆汤,救表宜桂枝汤。故里不足,必先救之,清便自调,知里气已调,然后急与桂枝汤以救表,是谓病发本而标之,先治其本,后治其标,此以寒为本也。故知标本者,万举万全,不知标本,是谓妄行,此之谓也。

虽《本草》曰:上药一百二十种为君,应天,中药一百二十种为臣,应人,下药一百二十种为使,应地,若治病者,特谓此三品之说,末也。经所谓有毒无毒,所治为主,适其小大为制也。故主病者为之君,佐君者为之臣,应臣者为之使,非上中下三品之谓也。王注曰:但能破积愈疾,解急脱死,即为良方,非必要以先毒为是,后毒乃非,有毒为是,无毒为非,必量病轻重大小之常也。帝曰:三品何谓也? 岐伯曰:所以明善恶之殊贯也。是以圣人有毒无毒,服自有约。故病有新久,方有大小,有毒无毒,宜合常制矣。

　　大毒治病,十去其六,常毒治病,十去其七,小毒治病,十去其八,无毒治病,十去其九,谷肉果菜,食养尽之,无使过之,伤其正也。不尽,行复如法。王注曰:法,谓前四约也。余病未尽,然再行之,毒之大小,如约而止,必无大过矣。是以上古圣人谓:重身之毒,有故无殒,衰其大半而止。故药之性味,本以药治疾,诚能处以中庸,以疾适当,且如半而止之,亦何疑于攻治哉,此之谓也。

　　故非调气而得者,治之奈何? 有毒无毒,何先何后? 愿闻其道。王注曰:夫病生类,其有四焉。一者,始因气动,而内有所成,为积聚、癥瘕、瘤气、瘿起、结核、癫痫之类是也。二者,始因气动,而外有所成者,为痈肿、疮疡、痂疥、疽痔、掉瘛、浮肿、目赤、熛胗、胕肿、痛痒之类是也。三者,不因气动,而病生于内,为留饮、澼食、饥饱、劳损、宿食、霍乱、悲恐喜怒、想慕忧结之类是也。四者,不因气动,而病生于外,为瘴气、贼魅、蛊毒、蜚尸、鬼击、冲薄、随坠、风寒暑湿、斫射刺割捶扑之类是也。如此四类者,有独治内而可愈,大小承气、陷胸、抵当、三花、神佑、藏用之类是也。有兼治内而愈者,大小柴胡、通圣、洗心、凉膈、黄连解毒之类是也。有独治外而愈者,善应膏、拔毒散、点眼生肌之类是也。有兼治外而愈者,拨云散、苦参散、千金内托散之类是也。有先治内、后治外而愈者，燻膔、丹毒、疮疡、疹麨痘之类，悉因三焦相火，热甚于内，必先疏启其中，凉苦寒之剂，荡涤脏腑，或以砭射、敷扫、涂抹于外者是也。有先治其外、后治其内而愈者，伤寒、刺割、破伤，皆因风寒之邪从外之内，先以发散其外，发之不已，量其浅深峻泄之。有齐毒而攻击者，暴病、大小便不利、胎死、坚积、满胀之类是也。有复无毒而调引者，痰滞、气痞、胃虚、脾弱、气不往来，以通经利其气之药之类是也。方法所施，或胜或复，寒者热之，热者寒之，温者清之，散者收之，抑者散之，燥者润之，急者缓之，刚者软之，衰者补之，强者泻之，坚者削之，留者攻之，客者除之，劳者温之，温养也。结者散之，燥者濡之，损者益之，补也。逸者行之，劳者动之，惊者平之，平，常也，常见常闻。上之，吐之，下之，泄之，磨之，灸之，浴之，薄之，劫之，燔之，针劫其下。开之，发之。适可为故，各安其气，必清必净，则病气衰去，归其所宗，此治之大体也。是以圣人法无定体，体变布施，药不执方，合宜而用。故论言：治寒以热，治热以寒，而方士不能废绳墨而更其道也。

有病热者，寒之而热，有病寒者，热之而寒，二者皆在，新病复起，奈何治？诸寒之而热者，取之以阴,热之而寒者,取之以阳,所谓求其属也。王注曰:谓治之而病不衰退,反因热寒而随生寒热,病之新也。谓其益火之原,以消阴翳,壮水之主,以制阳光,故曰求其属也。夫取心者,不必齐以热,取肾者,不必齐以寒,取但益心之阳,寒亦通行,若强肾之阴,热之犹可。此论五味所归五脏,寒热温凉之主也。

呜呼!圣人之道久塞,而后之人独不能之也。王注曰:言少可以贯多,举浅可以料深,何法之明也如此!故非圣人之道,孰能至于是耶。是以治病之本,须明气味之厚薄,七方十剂之法也。方有七,剂有十,故方不七不足以尽方之变,剂不十不足以尽剂之用。方不对病,非方也,剂不瘳疾,非剂也。今列而论之。

七方者,大、小、缓、急、奇、偶、复。大方之说有二,一则病有兼证,而邪不专,不可以一二味治之,宜君一臣三佐九之类是也,二则治肾肝在下而远者,宜分两多而顿频服之是也。小方之说有二,一则病无兼证,邪气专一,可以君一臣二小方治之也,二则治心肺在上而迫者,宜分两微而频频少服之,亦为小方之治也。缓方之说有五,有甘以缓之为缓方者,为糖、蜜、甘草之类,取其恋膈也,有丸以缓之为缓方者,盖丸之比汤、散药力宣行迟故也，有品味群衆之缓方者，盖药味众多，各不能骋其性也，有无毒治病之缓方者，盖药性无毒，则功自缓也，有气味薄而缓方者，药气味薄，则常补于上，比至其下，药力既已衰，为补上治上之法也。急方之说有四，有急病急攻之急方者，如心腹暴痛，前后闭塞之类是也，有急风荡涤之急方者，谓中风不省口噤是也，取汤剂荡涤，取其易散，而施攻速者是也，有药有毒之急方者，如上涌下泄，夺其病之大势者是也，有气味厚之急方者，药之气味厚者，直趣于下，而力不衰也，谓补下治下之法也。奇方之说有二，有古之单行之奇方者，为独一物也，有病近而宜用奇方者，为君一臣二、君二臣三，数合于阳也，故宜下，不宜汗也。偶方之说有二，有两味相配而为偶方者，盖两方相合者是也，有病远而宜用偶方者，君二臣四、君四臣六，数合于阴也，故宜汗，不宜下也。复方之说有二，有二三方相合之为复方者，如桂枝二越婢一汤之类是也，有分两匀同之复方者，如胃风汤各等分之类是也。又曰：重复之复，二三方相合而用也。反覆之覆，谓奇之不去则偶之是也。

　　十剂者，宣、通、补、泻、轻、重、涩、滑、燥、湿。宣者，郁而不散为壅，必宣剂以散之，如痞满不通之类是也。《本草》曰：宣可去壅，必宣剂以散之，如姜、橘之属攻其里则宣者，上也。泄者，下也。涌剂，则瓜蒂、栀豉之类是也。发汗通表亦同。通，留而不行为滞，必通剂以行之，如水病、痰癖之类也。《本草》曰：通可去滞，通草、防己之属攻其内则通者，行也，甘遂、滑石、茯苓、芫花、大戟、牵牛、木通之类是也。补，不足为弱，必补剂以扶之，如气形羸弱之类是也。《本草》曰：补可去弱，人参、羊肉之属攻其里则补养也。经所谓言而微，终日乃复言者，此夺气也。故形不足，温之以气，精不足，补之以味。是以膏粱致疾，药石钃疾，五谷五畜能补善养也。泻，有余为闭，必泄剂以逐之，如腹胀、脾约之类是也。《本草》曰：泄可去闭，即葶苈、大黄之属。经所谓浊气在上，则生䐜胀，故气不施化，而郁闭不通。所以葶苈、大黄味苦大寒，专能泄热去湿下气。仲景曰：趺阳脉浮而涩，浮则胃气强，涩则小便数，浮涩相抟，大便则难，其脾为约。故约束津液，不得四布，苦寒之剂，通塞润燥，而能泄胃强也。轻，实则气壅，欲其扬也，如汗不发而腠密，邪胜而中蕴，必轻剂以扬之。《本草》曰：轻可去实，麻黄、葛根之属。经所谓邪在皮者，汗而发之，其实者，散而泄之。王注曰：阳实则发散。重，怯则气浮，欲其镇也，如丧神守，而惊悸气上，厥逆癫疾，必重剂以镇之。《本草》曰：重可去怯，即磁石、铁粉之属。经所谓厥成为癫疾，故惊乃平之，所以镇涎也。故使其物体之重，则下涎而用之也。涩，滑则气脱，欲其收敛也，如开肠洞泄，便溺遗失，必涩剂以收之。《本草》曰：涩可去脱，则牡蛎、龙骨之属，如宁神、宁圣之类是也。滑，涩则气着，欲其利也，如便难、内闭，必滑剂以利之。《本草》曰：滑可去着，即冬葵、榆皮之属。滑能养窍，故润利也。燥，湿气淫胜，肿满脾湿，必燥剂以除之。《本草》曰：燥可去湿，即桑白皮、赤小豆之属。所以湿甚于上，以苦吐之，淡以泄之是也。湿，津耗为枯，五脏痿弱，营卫涸流，必湿剂以润之。《本草》曰：湿可去枯，即紫石英之属，故痿弱者用之。王注曰：心热甚则火独光，火炎上，肾之脉常不行，令火盛而上炎用事，故肾脉亦随火炎烁而逆上行也。阴气厥逆，火复内焰，阴上隔阳，下不守位，心气通脉，故生脉痿。是故腕枢纽如折去而不相提挈，胫筋纵缓而不能任用故也，可下数百行而愈。

故此十剂七方者，乃太古先师设绳墨而取曲直，何叔世方士出规矩以为方圆？王注曰：呜呼！人之死者但曰命，不谓方士愚昧而杀之邪。是以物各有性，以谓物之性有尽也，制而用之，将使之无尽，物之用有穷也,变而通之,将使之无穷。夫惟性无尽,用无穷,故施于品剂,以佐使斯人,其功用亦不可一而足也。于是有因其性而为用者,有因其所胜为制者,有气同则相求者,有气相克则相制者,有气有余而补不足者,有气相感则以意使者,有质同而性异者,有名异而实同者。故蛇之性上窜而引药,蝉之性脱而退翳,虻饮血而用以治血,鼠善穿而用以治漏,所谓因其性而为用者如此。弩牙速产,以机发而不括也,杵糠下噎,以杵筑下也,谓因其用为使者如此。萍不沉水,可以胜酒,独活不摇风,可以治风,所谓其所胜而为之用制也如此。麻木壳而治风,水豆壳而治水,所谓气相同则相求者如此。牛土畜,乳可以止渴疾,豕水畜,心可以镇恍惚,所谓因其气相克则相制也如此。熊肉振羸,兔肝明目,所谓因其气有余补不足也如此。鲤之治水,鹜之利水,所谓因其气相感则以意使者如此。蜂蜜成于蜂,蜜温而蜂寒,油本生于麻,麻温而油寒,兹同质而异性也。蘼芜生于芎藭,蓬蔂生于覆盆,兹名异而实同者也。所以如此之类,不可胜举。

故天地赋形,不离阴阳,形色自然,皆有法象。毛羽之类,生于阳而属于阴。鳞介之类,生于阴而属于阳。空青法木,色青而主肝。丹法火,色赤而主心。云母法金,色白而主肺。磁石法水,色黑而主肾。赤石脂法土,色黄而主脾。故触类而长之,莫不有自然之理也。

欲为医者,上知天文,下知地理,中知人事。三者俱明,然后可以愈人疾病。不然,则如无目夜游,无足登涉,动致颠殒,而欲愈疾者,未之有也。故治病者,必明天地之道理,阴阳更胜之先后,人之寿夭生化之期,乃可以知人之形气矣。王注曰:不明天地之理,又昧阴阳之候,则以寿为夭,以夭为寿,难尽上圣救生之道心,明经脉药石之妙,犹未免世中之诬斥也。明乎医者,幸详究焉。

素问病机气宜保命集

卷 中

河间处士刘完素守真述

新安吴勉学师古校

中风论第十

论曰：经云风者百病之始，善行而数变。行者，动也。风本生于热，以热为本，一风为标，凡言风者，热也。叔和云：热则生风，冷生气，是以热则风动，宜以静胜其躁，是养血也。治须少汗，亦宜少下。多汗则虚其卫，多下则损其营，汗下各得其宜，然后易治。经虽有汗下之戒，而有中脏中腑之说。中腑者，宜汗之，中脏者，宜下之。此虽合汗下，亦不可过也。仲景曰：汗多则亡阳，下多则亡阴，亡阳则损其气，亡阴则损其形。经曰：血气者，人之神，不可不谨养也。初谓表里不和，须汗下之，表里已和，是易治之，在经也。其中腑者，面加五色，有表证，脉浮而恶寒，拘急不仁，或中身之后，或中身之前，或中身之侧，皆曰中腑也，其治多易。中脏者，唇吻不收，舌不转而失音，鼻不闻香臭，耳聋而眼瞀，大小便秘结，皆曰中脏也，其治多难。

经曰：六腑不和，留结为痈，五脏不和，九窍不通，若外无留结，内无不通，必知在经也。初证既定，宜以大药养之。当顺时令而调阴阳，安脏腑而和营卫，察病机，审气宜，而少有愈者。若风中腑者，先以加减续命汤,随证发其表。若风中脏者,则大便多秘涩,宜以三化汤,通其滞。表里证已定,别无他变,故以大药和治之。大抵中腑者多着四肢,中脏者多滞九窍,虽中腑者,多兼中脏之证。至于舌强失音,久服大药,能自愈也。有中风湿者,夏月多有之,其证身重如山,不能转侧,宜服除湿去热之药治之,不可用针,可用灸。

今具六经,续命汤通治八风、五痹、痿厥等疾。以一岁为总,以六经为别,春夏加石膏、知母、黄芩,秋冬加桂、附。又于六经,别药随证细分加减。自古名医,不能越此。

凡觉中风,必先审六经之候,慎勿用大热药乌、附之类。故阳剂刚胜,积火燎原,为消狂疮肿之属,则天癸竭而营卫涸,是以中风有此诫。故经所谓邪风之至,疾如风雨。《易》曰:挠万物者,莫疾乎风。若感之浅者,留于肌肤,感之深者,达于骨髓。盖祸患之机,藏于细微,非常人之豫见,及其至也,虽智者不能善其后,是以圣人之教下,皆谓之虚邪贼风,避之有时。故中风者,俱有先兆之证,凡人觉大拇指及次指麻木不仁,或手足不用,或肌肉蠕动者,三年内必有大风。经曰:肌肉蠕动,名曰微风,宜先服八风散、愈风汤、天麻丸各一料为效。故手大指次指,手太阴、阳明经,风多着此经也,先服祛风涤热之剂,辛凉之药,治内外之邪，是以圣人治未病，不治已病。又曰：善治者治皮毛，是止于萌芽也。故初成获愈，固久者伐形，是治病之先也。

中风之人，如小便不利，不可以药利之。既得自汗，则津液外亡，小便自少，若利之，使营卫枯竭，无以制火，烦热愈甚，当候热退汗止，小便自行也。兼此证，乃阳明，大忌利小便，须当识此。中风之人，能食者。凡中风，多能食，盖甲己化土，脾盛，故能食。因是多食，则脾气愈盛，土克制肾水，水亏，则病增剧也。病宜广服药，不欲多食，病能自愈。中风多食者，风木也，盛则克脾，脾受敌，求助于食，经曰：实则梦与，虚则梦取是也。当泻肝木，治风安脾，脾安则食少，是其效也。中风之人，不宜用龙、麝、犀、珠，譬之提铃巡于街，使盗者伏而不出，益使风邪入于骨髓，如油入面，莫能出也，此之类焉。若痰潮不省，昏愦不知人事，宜用药下其痰涎。故风者，乃百病之长，庸可忽诸。

小续命汤

麻黄去节　人参　黄芩　芍药　防己　桂枝　川芎　甘草各一两　防风一两半　附子半两　杏仁一两

上除附子、杏仁外，捣为粗末，后入二味，令匀，每服五七钱，水一盏半，生姜五片，煎至一盏，去滓，稍热服，食前。

凡中风,不审六经之加减,虽治之,不能去其邪也。《内经》云:开则淅然寒,闭则热而闷,知暴中风邪,宜先以加味续命汤随证治之。

中风无汗恶寒,麻黄续命主之。

麻黄　防风　杏仁

依本方添加一倍。宜针太阳、至阴、出血。昆仑、阳跻。

中风有汗恶风,桂枝续命主之。

桂枝　芍药　杏仁

依本方添加一倍。宜针风府。

已上二证,皆太阳经中风也。

中风无汗,身热,不恶寒,白虎续命主之。

石膏　知母一料中各加二两　甘草

依本方加一倍。

中风有汗,身热,不恶风,葛根续命主之。

葛根二两　桂枝　黄芩

依本方加一倍。宜针陷谷,刺厉兑。针陷谷去阳明之贼,刺厉兑者,泻阳明经之实热也。

已上二证,皆阳明经中风也。

中风无汗,身凉,附子续命主之。

附子加一倍　干姜加二两　甘草加三两

宜刺隐白穴,去太阴之贼也。

此证，太阴经中风也。

中风有汗，无热，桂枝续命主之。

桂枝　附子　甘草

依本方加一倍。宜针太溪。

此证，少阴经中风也。

中风，六经混淆，系之于少阳、厥阴，或肢节挛痛，或麻木不仁，宜羌活连翘续命主之。小续命八两，加羌活四两、连翘六两。

古之续命混淆，无六经之别。今各分经疗治，又分经针刺法。厥阴之井大敦，刺以通其经，少阳之井绝骨，灸以引其热，是针灸同众法，治之大体也。

中风，外无六经之形证，内无便溺之阻格，知血弱不能养筋，故手足不能运动，舌强不能言语，宜养血而筋自柔，大秦艽汤主之。

大秦艽汤

秦艽三两　甘草二两　川芎二两　当归二两　白芍药二两　细辛半两　川羌活　防风　黄芩各一两　石膏二两　吴白芷一两　白术一两　生地黄一两　熟地黄一两　白茯苓一两　川独活二两

上十六味，剉，每服一两，水煎，去渣，温服，无时。如遇天阴，加生姜七八片煎。如心下痞，每两加枳实一钱，同煎。

中风，外有六经之形证，先以加减续命汤随证治之，内有便溺之阻格，复以三化汤主之。

三化汤

厚朴　大黄　枳实　羌活各等分

上剉如麻豆大，每服三两，水三升，煎至一升半，终日服之。以微利为度，无时。

法曰：四肢不举，俗曰瘫痪。故经所谓太过则令人四肢不举。又曰：土太过，则敦阜。阜，高也，敦，厚也，既厚而又高，则令除去。此真所谓膏粱之疾，非肝肾经虚。何以明之？经所谓三阴三阳发病，为偏枯痿易，四肢不举。王注曰：三阴不足，以发偏枯，三阳有余，则为痿易。易为变易常用，而痿弱无力也。其治则泻，令气弱阳衰，土平而愈，或三化汤、调胃承气汤，选而用之。若脾虚，则不用也。经所谓土不及则卑陷。卑，下也，陷，坑也，故脾病四肢不用。四肢皆禀气于胃，而不能至经，必因于脾，乃得禀受也。今脾不能与胃行其津液，四肢不能禀水谷气，日以衰，脉道不利，筋骨肌肉皆无气以生，故不用焉。其治，可补，十全散、加减四物，去邪留正。

愈风汤　中风证，内邪已除，外邪已尽，当服此药，以行导诸经，久服大风悉去。纵有微邪，只从此药加减治之。然治病之法，不可失其通塞，或一气之微汗,或一旬之通利,如此为常治之法也。久则清浊自分,营卫自和。如初觉风动,服此不致倒仆。

羌活　甘草　防风　蔓荆子　川芎　细辛　枳壳　人参　麻黄　甘菊　薄荷　枸杞子　当归　知母　地骨皮　黄芪　独活　杜仲　吴白芷　秦艽　柴胡　半夏　前胡　厚朴　熟地黄　防己各二两　茯苓　黄芩各五两　石膏四两　芍药三两　生地黄　苍术各四两　桂枝一两。以上三十三味,通七十八两

上锉,每服一两,水二盏,煎至一盏,去渣,温服。如遇天阴,加生姜煎,空心一服,临卧再煎药相服。俱要食远服。空心一服,噫下二丹丸,为之重剂,临一服,噫下四白丹,为之轻剂,重以安神,轻以清肺。假令一气之微汗,用愈风汤三两、麻黄一两,均作四服,一服生姜五片,空心服,以粥投之,得微汗则佳。如一旬之通利,用愈风汤三两、大黄一两,亦均作四服,如前煎,临卧服,得利则妙。常服之药,不可失四时之转。如望春大寒之后,加半夏二两,通四两,柴胡二两,通四两,人参二两,通四两,谓迎而夺少阳之气也。初夏之月半,加石膏二两,通六两,黄芩二两,通七两,知母二两,通四两,谓迎而夺阳明之气也。季夏六月,加防己二两,通四两,白术二两,茯苓三两,谓胜脾土之湿也。初秋大暑之后,加厚朴二两,通四两,藿香二

两,桂一两,通二两,谓迎而夺太阴之气也。霜降之后,望冬,加附子一两,桂一两,通二两,当归二两,通四两,谓胜少阴之气也。得春减冬,四时类此。虽立法于四时之加减,又宜临病之际,审病之虚实热寒,土地之宜,邪气之多少。

此药具七情六欲四气,无使五脏偏胜,及不动于营卫。如风秘服之,永不燥结。如久服之,则能自调。初觉风气,便能服此药及新方中天麻丸各一料,相为表里,治未病之圣药也。及已病者,更宜常服。无问男子妇人及小儿惊痫搐、急慢惊风等病,服之神效。如解利四时伤风,随四时加减法。又疗脾肾虚,筋弱,语言难,精神昏愦,及治内弱风湿。内弱者,乃风湿火炎,体重者,乃风湿土余。内弱之为病,或一臂肢体偏枯,或肥而半身不随,或恐而健忘,喜以多思。故思忘之道,皆精不足也,是以心乱则百病生,心静则万病悉去。故此能安心养神,调阴阳,无偏胜,及不动营卫。

四白丹 能清肺气,养魄。谓中风者,多昏冒,气不清利也。

白术半两 白芷一两 白茯苓半两 白檀一两半 人参半两 知母三钱 缩砂仁半两 羌活二钱半 薄荷三钱半 独活二钱半 防风 川芎各五钱 细辛二钱 甘草五钱 甜竹叶二两 香附子五钱,炒 龙脑半钱,另

研　麝香一字,另研　牛黄半钱　藿香一钱半

上件二十味,计八两六钱三字,为细末,炼蜜为丸,每两作十丸,临卧嚼一九,分五七次嚼之。上清肺气,下强骨髓。

二丹丸　治健忘,安神定志和血,内安心神,外华腠理。

丹参一两半　丹砂二钱,为衣　远志去心,半两　茯神一两　人参五钱　菖蒲五钱　熟地黄一两半　天门冬一两半,去心　甘草一两

上为细末,炼蜜为丸,如桐子大,每服五十丸至一百丸,空心,食前。常服,安神定志。一药清肺,一药安神,故清中清者,归肺以助天真,清中浊者,坚强骨髓,血中之清,荣养于神,血中之浊,荣华腠理。

如素有痰,久病中风,津液涌溢在胸中,气所不利,用独圣散吐之,后用利气泻火之剂。本方在后。

泻清丸　治中风自汗,昏冒,发热,不恶寒,不能安卧,此是风热,烦躁。

当归　龙胆　川芎　栀子　羌活　大黄　防风各等分

上为细末,炼蜜为丸,如弹子大,每服一丸,竹叶汤化下。

天麻丸　系新方中。

天麻三两，酒浸三日，曝干，秤　牛膝六两，同上浸
当归十两　杜仲七两，炒，去丝　玄参六两　羌活十两
萆薢六两，别碾为细末，秤　生地黄十六两　附子一两

上为细末，炼蜜为丸，如桐子大，常服五七十丸，病大至百丸，空心，食前温酒或白汤下。平明服药，至日高饥则止服药。大忌壅塞，失于通利，故服药半月，稍觉壅微，以七宣丸轻疏之，使药再为用也。

牛膝、萆薢治筋骨，杜仲使筋骨相着，天麻、羌活利风之圣药，当归、地黄养血，能和营卫，玄参主用，附子佐之行经也。

独圣散　治诸风膈疾，诸痫痰涎津液涌溢。杂病亦然。

瓜蒂一两

上锉如麻豆大，炒令黄色，为细末，每服量虚实久新，或三钱药末、茶一钱、酸齑汁一盏调下。

若用吐法，天气晴明，阴晦无用。如病卒暴者，不拘于此法。吐时，辰巳午前，故《内经》曰：平旦至日中，天之阳，阳中之阳也。论四时之气，仲景曰：大法春宜吐，是天气在上，人气亦在上。一日之气，卯辰寅候也，故宜早不宜夜也。先令病人隔夜不食，服药。不吐，再用热齑水投之。

如吐风痫病者，加全蝎半钱，微炒。如有虫者，再

用狗油五七点、雄黄末一钱,甚者加芫花末半钱,立吐,其虫出。如湿肿满者,加赤小豆末一钱。

故此不可常用,大要辨其虚实,实则瓜蒂散,虚则栀子豉汤,满加厚朴,不可一概用之。吐罢,服降火利气安神定志之剂。

治风痫病不能愈者,从厚朴丸。宜春秋加添,外又于每一料中加人参、菖蒲、茯神(去术)各一两半。上以厚朴丸春秋加添法和剂服饵。厚朴丸方,在吐论中。

防风通圣散

防风　川芎　当归　芍药　大黄　芒硝　连翘　薄荷　麻黄_{不去节。}各半两　石膏　桔梗　黄芩_{各一两}　白术　山栀子　荆芥穗_{各二钱半}　滑石_{三两}　甘草_{二两}

上为粗末,每服一两,生姜同煎,温服,日再服。

劳汗当风,寒薄为皶,郁乃痤。劳汗出于玄府,脂液所凝,去芒硝、倍加芍药、当归,发散玄府之风,当调其营卫,俗云风刺。或生瘾疹,或赤或白,倍加麻黄、盐豉、葱白,出其汗,麻黄去节,亦去芒硝。咸走血而内凝,故不能发汗。罢,依前方中加四物汤、黄连解毒,三药合而饮之,日二服。故《内经》曰:以苦发之,谓热在肌表,连内也。小便淋闭,去麻黄,加滑石、连翘,煎药汤,调木香末二钱。麻黄主表,不主于里,故去之。腰胁痛,走注疼痛者,加硝石、当归、甘草,一服各二钱,调车前子末、海金沙各二钱。《内经》曰:腰者,肾之府。破伤风者,如在表,则辛以散之,在里,则苦以下之,无散之。汗下后,通利血气,祛逐风邪,每一两内加荆芥穗、大黄各二钱,调全蝎末一钱、羌活末一钱。诸风潮搐,小儿急慢惊风,大便秘结,邪热暴甚,肠胃干燥,寝汗咬牙,上窜睡语,筋转惊悸,肌肉蠕动,每一两加大黄二钱、栀子二钱,调茯苓末二钱,如肌肉蠕动,调羌活末一钱。故经曰:肌肉蠕动,命曰微风。风伤于肺,咳嗽喘急,每一两加半夏、桔梗、紫菀各二钱。如打扑伤损,肢节疼痛,腹中恶血不下,每一两加当归、大黄各三钱半,调没药、乳香末各二钱。解利四时伤寒,内外所伤,每一两内加益元散一两、葱白十茎、盐豉一合、生姜半两,水一碗,同煎至五七沸,或煎一小碗,令冷,服一半,以箸探之,即吐,吐罢后,服一半,稍热服,汗出立解。如饮酒中风,身热,头痛如破者,加黄连须二钱、葱白十茎,依法立愈,慎勿用桂枝、麻黄解之。头旋脑热,鼻塞,浊涕时下,每一两加薄荷、黄连各二钱半。《内经》曰:胆移热于脑,则辛頞鼻渊。鼻渊者,浊涕下不已也。王注曰:胆移热于脑,胆液下澄,则为浊涕,下不已,如水泉,故曰鼻渊也。此为足太阳脉与阳明脉俱盛也。如气逆者,调木香末一钱。

疠风论第十一

《内经》曰:疠风者,有营气热胕,其气不清,故使鼻柱坏而色败,皮肤疡溃,故先风寒客于脉而不去,名曰疠风。又曰:脉风成于疠,俗云癞病也。故治法云:大风,骨节重,须眉堕,名曰大风,刺肌肉,病故汗出百日。王注曰:泄卫气之怫热,刺骨髓,汗出百日,泄营气之怫热,凡三百日,须眉生而止针。怫热屏退,阴气内复,故多汗出,须眉生也。

先桦皮散,从少至多,服五七日后,灸承浆穴七壮。灸疮轻,再灸,疮愈,停灸。后服二圣散,泄热,祛血中之风邪。戒房室三年。

针灸药止述类象形,此治肺风之法也,然非止肺脏有之。俗云鼻属肺,而病发于肺端而言之。不然,如此者,既鼻准肿赤胀,但为疮之类,乃谓血随气化,既气不施化,则血聚矣,血既聚,使肉腐烂而生虫也。谓厥阴主生五虫,厥阴为风木,故木生五虫。盖三焦相火,热甚而制金,金衰,故木来克侮,经曰:侮,胜也。宜泻火热利气之剂,虫自不生也。法云:流水不腐,户枢不蠹,此之谓也。故此疾,血热明矣。当以药缓疏泄之,煎《局方》内升麻汤,下钱氏内泻青丸,余各随经言之。故病风者,阳气先受伤也。

桦皮散 治肺脏风毒,遍身疮疥,及瘾疹搔之成疮。又治面风刺,及妇人粉刺。

桦皮四两,烧灰 荆芥穗二两 甘草半两,炙 杏仁二两,去皮尖,用水一碗,于银器内熬去水一半,放令干 枳壳四两,去穰,用炭火烧,于湿纸上令冷

上件除杏仁外,余药为末,将杏仁别研细,次用诸药令均,磁盒放之,每服三钱,食后温酒调下。

二圣散 治大风疬疾。

大黄半两 皂角刺三钱,烧炭

上,将皂角刺一二斤烧灰研细,煎大黄半两,汤调下二钱,早服,中煎升麻汤下泻青丸,晚服二圣散。此数等之药,皆为缓疏,泻血中之风热也。

七圣散《局方》中、**七宣丸**《局方》中,皆治风壅邪热,润利大肠,中风、风痫、疬风大便秘涩,皆可服之。此方,《局方》中。治法曰:虽诃子味苦涩而能止脏腑,此利药中用诃子,令大黄、枳实缓缓而推陈,泄去邪气,若年老风秘涩者,乃津液内亡也,故不可用峻剂攻之。《内经》:年四十而气自半也,起居衰矣。年五十,体重,耳目不聪明矣。年六十,阴痿,气大衰,九窍不

利,下虚上实,涕泣出矣。故曰知之则强,不知则老。举世皆言年老之人无热俱虚,岂不明年四十而阴气自半,故阴虚阳盛明矣。是以阴虚其下,阳甚于上,故上实下虚,此理明矣。

破伤风论第十二

论曰:夫风者,百病之始也。清静则腠理闭拒,虽有大风苛毒,而不能为害也。故破伤风者,通于表里,分别阴阳,同伤寒证治。间阎往往有不知者,只知有发表者,不知有攻里者,和解者。此汗、下、和之法也,亦同伤寒证。有在表者,有在里者,有半在表有半在里者。在里宜下,在表宜发汗,在表里之间宜和解。然汗下亦不可过其法也,又不可妄意处治,各通其脏脉,免汗泄之非宜也。

故破伤风者,从外至内,甚于内者,则病也。此因卒暴伤损,风袭其间,传播经络,至使寒热更作,身体反强,口噤不开,甚者邪气入脏,则分汗下之治。诸疮不瘥,营卫虚,肌肉不生。疮眼不合者,风邪亦能外入于疮,为破伤风之候。故诸疮不瘥,举世皆言着灸为上,是为热疮,而不知火热客毒逐经诸变,不可胜数。微则发热,甚则生风而搐,或角弓反张,口噤目斜。皆因疮郁结于营卫,不得宣通而生。亦有破伤不灸而病此者,疮着白痂,疮口闭塞,气虽通泄,故阳热易为郁结而热甚,则生风也。

故表脉浮而无力,太阳也,脉长而有力者,阳明也,脉浮而弦小者,少阳也。太阳宜汗,阳明宜下,少阳宜和。若明此三法,而治不中病者,未之有也。

羌活防风汤 治破伤风,邪初传在表。

羌活 防风 川芎 藁本 当归 芍药 甘草各一两 地榆 华细辛各二两

上㕮咀,每服五七钱,水一盏半,同煎至七分,去滓,热服,不拘时候。量紧慢加减用之,热则加大黄二两,大便秘则加大黄一两,缓缓令过。

白术防风汤 若服前药之过,有自汗者,宜服此药。

白术一两 防风二两 黄芪一两

上㕮咀,每服五七钱,水一盏半,煎至一盏,去滓,温服,不拘时候。脏腑和而有自汗,可用此药。

破伤风,脏腑秘,小便赤,自汗不止者,因用热药,汗出不休,故知无寒也。宜速下之,先用芎黄汤三二服,后用大芎黄汤下之。

芎黄汤

川芎一两 黄芩六钱 甘草二钱

上咬咀,每服五七钱,水一盏半,同煎至七分,去粗,温服,不拘时候。三服即止,再用下药。

大芎黄汤

川芎一两 羌活 黄芩 大黄各二两

上咬咀,依前煎服。宜利为度。

发表雄黄散

雄黄一钱 防风二钱 草乌一钱

上为细末,每服一字,温酒调下。里和,至愈可服,里不知,不可服。

蜈蚣散

蜈蚣一对 鳔五钱 左盘龙五钱,炒,烟尽为度。野鸽粪是也

上件为细末,每服一钱,清酒调下。治法依前。里和至愈可服,有里证,不可服。次当下之,用前蜈蚣散四钱,烧饭为丸,如绿豆大,每服一丸,渐加至六七丸,清酒调蜈蚣散少许送下,宜利为度。

内外风去,可常服羌活汤,缓缓而治,不拘时候服。羌活汤者,治半在表半在里也。

羌活汤

羌活 菊花 麻黄 川芎 防风 石膏 前胡黄芩 细辛 甘草 枳壳 白茯苓 蔓荆子各一两薄荷半两 吴白芷半两

上咬咀,每服五钱,水一盏半,入生姜五片,同煎至一盏,去渣,稍热服,不拘时候。日进二服。

防风汤　治破伤风同伤寒表证未解入里,宜急服此药。

防风　羌活　独活　川芎各等分

上咬咀,每服五钱,水一盏半,煎至七分,去滓,温服。二三服后,宜调蜈蚣散,大效。

蜈蚣散

蜈蚣一对　鳔三钱

上为细末,用防风汤调下。

如前药解表不已,觉转入里,当服左龙丸微利。看大便硬软,加巴豆霜服之。

左龙丸

左盘龙五钱,炒　白僵蚕　鳔炒。各五钱　雄黄一钱

上为细末,烧饼为丸,如桐子大,每服十五丸,温酒下。

如里证不已,当于左龙丸末一半内入巴豆霜半钱,烧饼为丸,如桐子大,每服一丸,同左龙丸一处合服。每服药中加一丸,如此渐加,服至利为度。

若利后更服后药,若搐搦不已,亦宜服。后药,羌活汤也。

羌活汤

羌活　独活　防风　地榆各一两

上咬咀,每服五钱,水一盏半,煎至一盏,去滓,温服。如有热,加黄芩。有涎,加半夏。

若病日久,气血渐虚,邪气入胃,宜养血为度。

养血当归地黄散

当归　地黄　芍药　川芎　藁本　防风　白芷各一两　细辛五钱

上咬咀,依前煎服。

雄黄散　治表药。

天南星三钱　半夏　天麻各五钱　雄黄二钱半

上为细末,每服一钱,温酒调下。如有涎,于此药中加大黄,为下药。

地榆防风散　治破伤中风,半在表半在里,头微汗,身无汗。不可发汗,宜表里治之。

地榆　防风　地丁香　马齿苋各等分

上件为细末,每服三钱,温米饮调下。

白术汤　治破伤风,大汗不止,筋挛搐搦。

白术　葛根各一两　升麻　黄芩各半两　芍药二两　甘草二钱半

上咬咀,每服一两,水一盏半,煎至一盏,去滓,温服,不拘时候。

江鳔丸 治破伤风，惊而发搐，脏腑秘涩，知病在里，可用江鳔丸下之。

江鳔半两，剉，炒　野鸽粪半两，炒　雄黄一钱　白僵蚕半两　蜈蚣一对　天麻一两

上件为细末，又将药末作三分，用二分，烧饼为丸，如桐子大，朱砂为衣，后将一分，入巴豆霜一钱，同和，亦以烧饼为丸，如桐子大，不用朱砂为衣，每服朱砂为衣者二十丸，入巴豆霜者一丸，第二服二丸，加至利为度，再服朱砂为衣药，病愈止。

没药散 治刀箭所伤，止血定痛。

定粉一两　风化灰一两　枯白矾三钱，另研　乳香半钱　没药一字。各研

上件各研为细末，同和均，再研，掺之。

解利伤寒论第十三

论曰：伤寒之法，先言表里，及有缓急。三阳表当急里当缓，三阴表当缓里当急。又曰：脉浮当汗，脉沉当下。脉浮汗急而下缓，三阳表也，脉沉下急而汗缓，三阴里也。麻黄汤谓之急，麻黄附子细辛汤谓之缓。《内经》云：有渍形以为汗，为汗之缓，里之表也，又曰：在皮者，汗而发之，为汗之急，表之表也。急汗

者太阳,缓汗者少阴,是脏腑之输应也。假令麻黄附子细辛汤,是少阴证始得,发热脉沉,里和无汗,故渍形以为汗,假令麻黄汤,是太阳证,头项痛,腰脊强,脉浮无汗,里和是也,在皮者汗而发之也。经曰:治主以缓,治客以急,此之谓也。

麻黄汤

麻黄去节,五钱　桂枝三钱　甘草二钱,炙　杏仁去皮尖,炒,二十个

上吹咀,都作一服,水煎,去滓,温服。

假令得肝脉,其外证善洁,面青,善怒,其三部脉俱弦而浮,恶寒,里和,谓清便自调也,麻黄汤内加羌活、防风各三钱,谓肝主风,是胆经受病。大便秘,或泄下赤水无数,皆里不和也。假令得心脉,其外证面赤,口干,善笑,其尺寸脉俱浮而洪,恶寒,里和,谓清便自调也,麻黄汤内加黄芩、石膏各三钱,谓心主热,是小肠受病也。假令得脾脉,其外证面黄,善噫,善怒,善思,善味,尺寸脉俱浮而缓,里和,恶寒,麻黄汤内加白术、防己各五钱,谓脾主湿,是胃经受病也。假令得肺脉,其外证面白,善嚏,悲愁不乐,欲哭,其尺寸脉俱浮而涩,里和,恶寒,麻黄汤内加桂枝、生姜各三钱,谓肺主燥,是大肠受病也。假令得肾脉,其外证面黑,善恐,其尺寸脉俱浮,里和,恶寒,麻黄汤内加附

子、生姜，谓肾主寒，是膀胱受病也。已上五证，皆表之表，谓在皮者，急汗而发之也，皆腑受病。

表之里者，下之当缓。谓随脏表证外显，尺寸脉俱浮，而复有里证。谓发热饮水，便溺赤涩，或泄下赤水，按之内实，或痛，麻黄汤去麻黄、杏仁，余随脏。凡加药同煎，作五服，每下一证。初一服，加大黄半钱，邪尽则止。未尽，第二服，加大黄一钱。邪未尽，第三服，加大黄一钱半。如邪未尽，又加之，邪尽则止。此所谓先缓而后急，是表之里证，下之当缓也。

麻黄附子细辛汤

麻黄半两，去根节 细辛半两，去苗土 附子一钱二分半，炮制，去皮脐

上咬咀，都作一服，水煎，去滓，温服。

假令得肝脉，其内证满闭，淋溲，便难，转筋，其尺寸脉俱沉而弦，里和，恶寒，肝经受病，麻黄附子细辛汤内加羌活、防风各三钱。假令得心脉，其内证烦心，心痛，掌中热而哕，其尺寸脉俱沉，里和，恶寒，心经受病，加黄芩、石膏各三钱。假令得脾脉，其内证腹胀满，食不消，怠惰嗜卧，其尺寸脉俱沉，里和，恶寒，脾经受病，加白术、防己各三钱。假令得肺脉，其内证喘咳，洒淅寒热，其尺寸脉俱沉，里和，恶寒，肺经受病，加生姜、桂枝各三钱。假令得肾脉，其内证泄如下重，

足胫寒而逆，其尺寸脉俱沉，里和，恶寒，肾经受病，更加附子、生姜各三钱。已上五证，里之表也，宜渍形以为汗，皆脏受病也。

里之里者，下之当急。谓随脏内证已显，尺寸脉俱沉，复有里证者。谓大小便秘涩，或泄下赤水，或泻无数，不能饮食，不恶风寒，发热，引饮，其脉俱沉，或按之内实而痛。此谓里实，宜速下之，麻黄附子细辛汤内去麻黄、附子，余随脏。凡加药内，分作三服，每下一证。初一服，加大黄三钱，邪尽则止。如邪未尽，再一服，加大黄二钱。又未尽，第三服，加大黄一钱。此先急而后缓，谓里之里也，当速下之也。

通解利伤寒，不问何经所受，皆能混然解之，谓不犯各经之受病。虽不解尽，亦无坏证。

羌活汤

羌活二两　防风一两　川芎一两　黄芩一两　细辛三钱半　甘草一两，炒　黑地黄一两，炒　白术三两。如无，用苍术，加一两

上㕮咀，每服五七钱，水二盏，煎至一盏，无时，温服清。如觉发热引饮，加黄芩、甘草各一两。更随证加。

头痛恶风，于白术汤一两内加羌活散三钱，都作一服。

羌活散

羌活一两半　　川芎七钱　　细辛根二钱半

如身热，依前加石膏汤四钱。

石膏汤

石膏二两　　知母半两　　白芷七钱

如腹中痛者，加芍药散三钱。

芍药散

芍药二两　　桂枝五钱

如往来寒热而呕，加柴胡散二钱半。

柴胡散

柴胡根一两　　半夏五钱，洗

加生姜煎。如心下痞，加枳实一钱。如有里证，加大黄，初一服一钱，次二钱，又三钱，邪尽则止。

论曰：有汗不得服麻黄，无汗不得服桂枝，然春夏汗孔疏，虽有汗，不当用桂枝，宜用黄芪汤和解，秋冬汗孔闭，虽无汗，不当用麻黄，宜用川芎汤和解。春夏有汗，脉乃微而弱，恶寒者，乃太阳证秋冬之脉也，亦宜黄芪汤，无汗，亦宜川芎汤。秋冬有汗，脉盛而浮，发热身热者，乃阳明证春夏之脉也，亦宜黄芪汤，无汗，亦宜川芎汤。大抵有汗者皆可用黄芪汤，无汗者皆可用川芎汤。

黄芪汤　有汗则可止也。

黄芪　　白术　　防风各等分

上哎咀,每服五七钱至十余钱,或半两一两,水煎,温服清。汗多,恶风甚者,加桂枝。

川芎汤　　无汗则可发也。

川芎　　白术　　羌活各等分

上哎咀,同黄芪汤煎法,稍热服。恶寒甚,则尺寸脉浮大,加麻黄。

法云:五脏之脉,寸关尺也,今止言尺寸,阴阳也。如阳缓而阴急,表和而里病,阴缓而阳急,里和而表病也。

若伤寒食少发渴,只可和胃止渴,不可大凉药止之。然恐凉药止之,损着胃气,必不能食也。

和胃白术汤

白术　　茯苓

起卧不能,谓之湿,身重是也,小柴胡汤、黄芩芍药汤。起卧不安,眠睡不稳,谓之烦,栀豉汤、竹叶石膏汤。解利四时伤寒,混解六经,不犯禁忌。

大白术汤

白术二两　　防风　　羌活　　川芎各一两　　黄芩五钱　　细辛三钱　　白芷一两半　　石膏二两　　知母七钱　　甘草五钱或一两　　枳实五钱,去穰

上为粗末,每服半两,水一盏半,煎至一盏,温服

清。未解，更一服。两服药滓，又作一服。春倍防风、羌活，夏倍黄芩、知母，季夏雨淫，倍白术、白芷，秋加桂枝五钱，冬加桂枝八钱或一两。

立夏之后至立秋、处暑之间伤寒者，身多微凉，微有自汗，四肢沉重，谓之湿温，又谓之湿淫，宜苍术石膏汤。

苍术石膏汤

苍术半两　石膏三钱　知母一钱半　甘草一钱

上剉细，同和均，都作一服，水二盏，煎至一盏，温服清。谓内有湿热也，多不欲饮水。

如身热脉洪，无汗多渴者，是热在上焦，积于胸中，宜桔梗散治之。

桔梗散

薄荷　黄芩　甘草　山栀各一钱　桔梗半两　连翘二钱

上剉，每服五钱或七钱，称半两，水煎，加竹叶。如大便秘结，加大黄半钱。

热论第十四

论曰：有表而热者，谓之表热也。无表而热者，谓之里热也。有暴发而为热者，乃久不宣通而致也。有服温药过剂而为热者。有恶寒战栗而热者。盖诸热之属者，心火之象也。王注曰：百端之起，皆自心生，故上善若水，下愚若火。治法曰：少热之气，凉以和之。大热之气，寒以取之。甚热之气，则汗发之。发之不尽，则逆治之。治之不尽，求其属以衰之。故曰：苦者以治五脏，五脏属阴而居于内，辛者以治六腑，六腑属阳而在于外，故内者下之，外者发之。又宜养血益阴，其热自愈，此所谓不治而治也。故不治谓之常治，治之不治，谓之暴治。经所谓诸寒而热者取之阴，诸热而寒者取之阳，此所谓求其属也。王注曰：益火之原，以消阴翳，壮水之主，以制阳光，此之谓也。

病有暴热者，病在心肺，有积热者，病在肾肝。暴热者，宜《局方》中雄黄解毒丸，积热者，《局方》中妙香丸。暴热上喘者，病在心肺，谓之高喘，木香金铃子散。上焦热而烦者，牛黄散。脏腑秘者，大黄牵牛散。上焦热，无他证者，桔梗汤。有虚热，不能食而热者，脾虚也，宜以厚朴、白术、陈皮之类治之。有实热，能食而热者，胃实也，宜以栀子黄芩汤或三黄丸之类治之，郁金、柴胡之类亦是也。有病久憔悴，发热盗汗，谓五脏齐损，此热劳骨蒸病也。瘦弱虚烦，肠澼下血，皆蒸劳也。宜养血益阴，热能自退，当归、生地黄或钱氏地黄丸是也。

木香金铃子散 治暴热，心肺上喘不已。

大黄半两　金铃子　木香各三钱　轻粉少许　朴

硝二钱

上为细末，柳白皮汤调下三钱或四钱，食后服。以利为度，喘止即止。

牛黄散 治上焦热而烦，不能睡卧。

栀子半两　大黄半两　郁金半两　甘草二钱半

上为细末，每服五钱，水煎，温服，食后。微利则已。

大黄牵牛散 治相火之气游走脏腑，大便秘结。

大黄一两　牵牛头末,五钱

上为细末，每服三钱，有厥冷，用酒调三钱，无厥冷而手足烦热者，蜜汤调下，食后。微利为度。此谓不时而热者，湿热也。

地黄丸 治久新憔悴，寝汗发热，五脏齐损，瘦弱虚烦，肠澼下血，骨蒸，痿弱无力，不能运动。

熟地黄一两　山茱萸四钱　干山药四钱　牡丹皮
白茯苓　泽泻各三钱

上为细末，炼蜜为丸，如桐子大，每服五十丸，空心温酒送下。

如烦渴，皮肤索泽，食后煎服防风饮子，空心服地黄丸。

防风当归饮子

柴胡　人参　黄芩　甘草各一两　大黄　当归

芍药各半两　滑石三钱

上为粗末，每服五钱，水一盏半，生姜三片，同煎至七分，去滓，温服。如痰实咳嗽，加半夏。

如大便黄，米谷完出，惊惧，溺血淋闭，咳血衄血，自汗，头痛，积热肺痿，后服大金花丸。

大金花丸

黄连　黄柏　黄芩　山栀子各等分

上为细末，滴水为丸，如小豆大，每服一百丸，温水下，日二三服。或大便实，加大黄。自利不用大黄。如中外有热者，作散，剉，名解毒汤。或腹满呕吐，欲作痢者，每服半两，解毒汤中加半夏、茯苓、厚朴各三钱，生姜三片。如白脓下痢后重者，加大黄三钱。

凉膈散加减附于后。

连翘　山栀子　大黄　薄荷叶　黄芩各半两　甘草一两半　朴硝二钱半

上件为粗末，每服半两，水一盏半，煎至一盏，去滓，入蜜一匙，微煎，温服。咽嗌不利，肿痛，并涎嗽者，加桔梗一两、荆芥穗半两。咳而呕者，加半夏二钱半，生姜煎。如鼻衄呕血者，加当归、芍药、生地黄各半两。一料内。如淋闭者，加滑石四两、茯苓一两。

或闭而不通，脐下状如覆碗，痛闷不可忍者，乃肠胃干涸，膻中气不下。故经所谓膀胱者，州都之官，津液藏焉,气化则能出矣。故膻中者,臣使之官,名三焦相火,下合右肾,为气海也。王注曰:膀胱,津液之府,胞内居之,小腹处间毛内,藏胞器者。得气海之气旋化,则溲便注下,气海之不及,则闷涩不通,故不得便利也。先用沉香、木香各三钱,酒调下,或八正散,甚则宜上涌之,令气通达,小便自通,经所谓病在下,上取之。王注曰:热攻于上,不利于下。气盛于上,则温辛散之,苦以利之可也。

当归承气汤

当归　大黄各一两　甘草半两　芒硝九钱

上剉如麻豆大,每服二两,水一大碗,入生姜五片、枣十枚,同煎至半碗,去滓,热服。

若阳狂,奔走骂詈,不避亲疏,此阳有余阴不足,大黄、芒硝去胃中实热,当归补血益阴,甘草缓中,加生姜、枣,胃属土,此引至于胃中也,经所谓微者逆之,甚者从之,此之谓也,以大利为度。微缓,以瓜蒂散加防风、藜芦吐,其病立愈。后调法,洗心散、凉膈散、解毒汤等药调治之。

牛黄膏　治热入血室,发狂,不认人者。

牛黄二钱半　朱砂　郁金　牡丹皮各三钱　脑子　甘草各一钱

上为细末,炼蜜为丸,如皂子大,新汲水化下。

治暴热者,《局方》中雄黄解毒丸。治久热者,《局方》中妙香丸。治虚劳骨蒸,烦热下血者,钱氏地黄丸。治虚热不能食者,脾虚也,宜以厚朴、白术、陈皮之类治之。治实热能食者,胃实也,宜以栀子、黄芩或三黄丸之类治之,郁金、柴胡亦可。治表热恶寒而渴,白虎汤也。治肤如火燎而热,以手取之不甚热,为肺热也,目白睛赤烦躁,或引饮,独黄芩一味主之,水煎。两胁下肌热,脉浮弦者,柴胡饮子主之。两胁肋热,或一身尽热者,或日晡肌热者,皆为血热也,四顺饮子主之。夜发热,主行阴,乃血热也,四顺、桃核承气选用。当视其腹痛、血刺痛与有表、入里、腹中转矢气、燥结之异,昼则明了,夜则谵语。四顺饮子与桃核承气相似,不可不辨也。发热,虽无胁热,亦为柴胡证。昼则行阳二十五度,气也,大抵柴胡,夜则行阴二十五度,血也,大抵四顺饮子。

内伤论第十五

论曰:人之生也,由五谷之精,化五味之备,故能生形。经曰:味归形,若伤于味,亦能损形。今饮食反过其节,肠胃不能胜,气不及化,故伤焉。经曰:壮火食气,气食少火,壮火散气,少火生气。痹论曰:

饮食自倍,肠胃乃伤,或失四时之调养,故能为人之病也。

经曰:气口紧而伤于食,心胸满而口无味,与气口同。气口者,乃脾之外候,故脾胃伤则气口紧盛。夫伤者,有多少,有轻重。如气口一盛,脉得六至,则伤于厥阴,乃伤之轻也,槟榔丸主之。气口二盛,脉得七至,则伤于少阴,乃伤之重也,煮黄丸、厚朴丸主之。气口三盛,脉得八至,则伤于太阴,膜塞闷乱,甚则心胃大痛,兀兀欲吐,得吐则已,俗呼食迷风是也。经曰:上部有脉,下部无脉,其人当吐,不吐则死,宜吐之,以瓜蒂散,如不能,则无治也。经曰:高者因而越之,下者引而竭之是也。

槟榔丸

槟榔一钱半　　陈皮去白,一两　　木香二钱半　　牵牛头末,半两

上为细末,醋糊为丸,如桐子大,每服十五丸至二十丸,米饮下,生姜汤亦可。

煮黄丸

雄黄一两,另研　　巴豆五钱,生用,去皮,研烂,入雄黄末

上二味再研,入白面二两,同再和研均,滴水为丸,如桐子大,每服时先煎浆水令沸,下药二十四丸,煮三十沸,捞入冷浆水中,沉冰冷,一时下二丸,一日

二十四时也。加至微利为度，浸药水送下。此药治胁下痃癖痛如神。

瓜蒂散

瓜蒂三钱　赤小豆三钱

上为细末，温水调，一钱，以吐为度。

如伤之太重，备急丸、独行丸，皆急药也。

金露丸　治天行时疾，内伤饮食，心下痞闷。

大黄二两　枳实五钱，麸炒　牵牛头末，二两　桔梗二两

上为细末，烧饼为丸，如桐子大，每服三五十丸，食后温水下。如常服十丸二十丸，甚妙。

枳实丸　治气不下降，食难消化。常服进食逐饮。

枳实五钱，麸炒　白术一两

上为细末，烧饼为丸，如桐子大，每服五十丸，米饮下。

治饮食不化，心腹胀闷，槟榔丸主之。如甚则胁肋虚胀，煮黄丸主之。治气不下降，饮食难消，金露丸主之。

疟论第十六

经曰：夏伤于暑，秋必病疟，盖伤之浅者近而暴

发,伤之重者远而痎疟。痎者,久疟也。是知夏伤于暑,湿热闭藏,而不能发泄于外,邪气内行,至秋而发为疟也。

初不知何经受之,随其动而取之。有中三阳者,有中三阴者。大抵经中邪气,其证各殊,同伤寒论之也。故《内经》曰:五脏皆有疟,其治各别。在太阳经者,谓之风疟,治多汗之。在阳明经者,谓之热疟,治多下之。在少阳经者,谓风热疟,治多和之。此三阳经受病,皆谓之暴疟,发在夏至后、处暑前,此乃伤之浅者,近而暴也。在阴经则不分三经,总谓之湿疟,当从太阴经,则不分其病发在处暑后、冬至前,此乃伤之重也,远而为痎疟。痎者,老也,故谓之久疟。气居西方,宜毒药疗之。

疟之为疾,因内积暑热之气,不能宣泄于外,而为疟也。当盛夏之时,能食寒凉之物,而助阴气者,纵使有暑热之气,微者自消矣,更时复以药疏利脏腑,使邪气自下。《内经》曰:春食凉,夏食寒,秋食温,冬食热,是谓春夏养阳,秋冬养阴。人能于饮食起居之间,顺四时之气而行之,邪气何由得生也!

治疟病,处暑前,头痛项强,脉浮,恶风有汗,桂枝羌活汤。

桂枝羌活汤

桂枝　羌活　防风　甘草_{炙。各等分}

上为粗末，每服半两，水一盏半，煎至一盏，温服清，迎发而服之。如吐者，加半夏曲等分。

治疟病，头痛项强，脉浮，恶风无汗者，麻黄羌活汤。

麻黄_{去节}　羌活　防风　甘草_{炙。各半两}

同前煎服。如吐者，加半夏曲等分。

治疟，如前病证，而夜发热者，麻黄桂枝汤主之。

麻黄桂枝汤

麻黄_{一两，去节}　甘草_{炙，三钱}　桃仁_{三十个，去皮尖}　黄芩_{五钱}　桂枝_{三钱}

上五味，同为细末，依前服。

桃仁味苦甘辛，肝者血之海，血聚则肝气燥，经所谓肝苦急，急食甘以缓之，故桃仁散血缓肝。谓邪气深远而入血，故夜发，乃阴经有邪，此汤发散血中风寒之剂。

治疟病，身热目痛，热多寒少，脉长，睡卧不安，先以大柴胡汤下之，微利为度。如下过，外微邪未尽者，宜服白芷汤，以尽其邪。

白芷汤

白芷_{一两}　知母_{一两七钱}　石膏_{四两}

上为粗末,同前煎服。

治疟,无他证,隔日发,先寒后热,寒少热多,宜桂枝石膏汤。

桂枝石膏汤

桂枝五钱　石膏　知母各一两半　黄芩一两

上为粗末,分作三服,每服水一盏,同前煎服。

间日者,邪气所舍深也。

治疟,寒热大作,不论先后,皆太阳阳明合病也,谓之大争。寒作则必战动,经曰热胜而动也,发热则必汗泄,经曰汗出不愈,知为热也。阳盛阴虚之证,当内实外虚,不治必传入阴经也,桂枝芍药汤主之。

桂枝芍药汤

桂枝三钱　黄芪　知母　石膏　芍药各一两

上为粗末,每服五七钱至半两,水煎,如前药服之。

寒热转大者,知太阳阳明少阳三阳合病也,宜桂枝黄芩汤和之。

桂枝黄芩汤

柴胡一两二钱　黄芩四钱半　人参　甘草各四钱半　半夏四钱　石膏　知母各五钱　桂枝二钱

上为粗末,依前服之。

服药已,如外邪已罢,内邪未已,再诠下药。从卯至午时发者,宜以大柴胡、承气汤下之。从午至申时发者,知其邪在血也,宜以桃核承气汤下之。前项下药,微利为度,以小柴胡汤彻其微邪之气。立秋之后及处暑前发疟,渐瘦,不能食者,谓之痎疟,此邪气深远而中阴经,为久疟也。

治久疟,不能饮食,胸中郁郁如吐,欲吐不能吐者,宜吐则已,当以藜芦散、雄黄散吐之。

藜芦散

大藜芦末,半钱

温齑水调下,以吐为度。

雄黄散

雄黄　瓜蒂　赤小豆各一钱

上为细末,每服半钱,温齑水调下,以吐为度。

治秋深久疟,胃中无物,又无痰癖,腹高而食少,俗谓疟气入腹,宜苍术汤主之。

苍术汤

苍术四两　草乌头一钱　杏仁三十个

上为粗末,都做一服,水三升,煎至一半,均作三服,一日服尽,迎发而服。

《局方》中七宣丸,治疟之圣药也。《局方》中神效饮子,乃疟疾之圣药也,又名交结饮子。

从酉至子时发者，或至寅时，知邪气在血也，宜桃核承气汤下之。微利后，宜调治之，在桂枝黄芩汤条下。

吐论第十七

论曰：吐有三，气、积、寒也，皆从三焦论之。上焦在胃口，上通于天气，主纳而不出。中焦在中脘，上通天气，下通地气，主腐熟水谷。下焦在脐下，下通地气，主出而不纳。是故上焦吐者，皆从于气，气者，天之阳也，其脉浮而洪，其证食已暴吐，渴欲饮水，大便燥结，气上冲而胸发痛，其治也，当降气和中。中焦吐者，皆从于积，有阴有阳，食与气相假，为积而痛，其脉浮而弱，其证或先痛而后吐，或先吐而后痛，法当以毒药去其积，槟榔、木香行其气。下焦吐者，皆从于寒，地道也，其脉沉而迟，其证朝食暮吐，暮食朝吐，小便清利，大便秘而不通，治法当以毒药通其闭塞，温其寒气，大便渐通，复以中焦药和之，不令大便秘结，而自愈也。

治上焦气热上冲，食已暴吐，脉浮而洪，宜先和中，桔梗汤。

桔梗汤

桔梗一两　半夏曲二两　陈皮一两，去白　枳实一

两,麸炒　白茯苓一两,去皮　白术一两半　厚朴一两,姜制,炒香

上咬咀,每服一两,水一盏,煎至七分,取清,温服,调木香散二钱,隔夜空腹食前服之。三服之后,气渐下,吐渐止,然后去木香散,加芍药二两、黄耆一两半,每料中扣算加上件分两,依前服之,病愈则已。如大便燥结,食不尽下,以大承气汤去硝微下之,少利为度,再服前药补之。如大便复结,又依前,再微下之。

木香散

木香　槟榔各等分

上为细末,煎药调服。

治暴吐者,上焦气热所冲也。

经曰:诸呕吐酸,暴注下迫,皆属于火,脉洪而浮,荆黄汤主之。

荆黄汤

荆芥穗一两　人参五钱　甘草二钱半　大黄三钱

上为粗末,都作一服,水二盏,煎至一盏,去滓,调槟榔散二钱,空心服。

槟榔散

槟榔二钱　木香一钱半　轻粉少许

上为细末,用前药调服。如为丸,亦可用水浸蒸

饼为丸,如小豆大,每服二十丸,食后服。

治上焦吐,头发痛,有汗,脉弦,青镇丸主之。

青镇丸

柴胡二两,去苗　黄芩七钱半　甘草半两　半夏汤
洗,半两　青黛二钱半　人参半两

上为细末,姜汁浸蒸饼为丸,如桐子大,每服五十
丸,生姜汤,食后服。

白术汤　治胃中虚损,及痰而吐者。

半夏曲半两　白术一钱　槟榔二钱半　木香一钱
甘草一钱　茯苓二钱

上六味,同为细末,每服二钱,煎生姜汤调下。

食前吐而食,脉弦者,肝盛于脾而吐,乃由脾胃之
虚,宜治风安脾之药。

金花丸

半夏汤洗,一两　槟榔二钱　雄黄一钱半

上为细末,姜汁浸蒸饼为丸,如桐子大,小儿另
丸,生姜汤下,从少至多,渐次服之,以吐止为度。

羁绊于脾,故饮食不下。

紫沉丸　治中焦吐食,由食积为寒气相假,故吐
而痛,宜服之。

半夏曲三钱　乌梅二钱,去核　代赭石三钱　杏仁
一钱,去皮尖　丁香二钱　缩砂仁三钱　沉香一钱　槟

榔二钱　木香一钱　陈皮三钱　白豆蔻半钱　白术一钱　巴豆霜半钱,另研

上为细末,入巴豆霜,令均,醋糊为丸,如黍米大,每服五十丸,吐愈则止。小儿另丸。

治小儿食积,吐食亦大妙。

一法:治翻胃吐食,用橘皮一个,浸少时,去白,裹生姜一块,面裹,纸封,烧令熟,去面,外生姜为三番,并橘皮煎汤,下紫沉丸一百丸,一日二服。得大便通,至不吐,则止。此主治寒、积、气皆可。

治呕吐,腹中痛者,是无积也。胃强而干呕有声无物,脾强而吐食,持实击强,是以腹中痛矣。

木香白术散

木香一钱　白术半两　半夏曲一两　槟榔二钱茯苓半两　甘草四钱

上为细末,浓煎芍药生姜汤,调下一二钱。

有积而痛,手按之愈痛。无积者,按之不痛。

治下焦吐食,朝食暮吐,暮食朝吐,大便不通,宜附子丸。

附子丸

附子炮,五钱　巴豆霜一钱　砒一豆许

上同研极细,熔黄蜡为丸,如桐子大,每服一二丸,冷水送下,利则为度。后更服紫沉丸,常服不令

再闭。

厚朴丸　主反胃吐逆，饮食噎塞，气上冲心，腹中诸疾。加法在后。乌头减半更妙。

厚朴二两半　黄连二两半　紫菀去苗土　吴茱萸汤洗七次　菖蒲　柴胡去苗　桔梗　皂角去皮弦子，炙　茯苓去皮　官桂刮　干姜炮。各二两　人参二两　川乌头炮制，去皮脐，二两半　蜀椒二两，去目、闭口者，微炒出汗

上为细末，入巴豆霜一两，和均，炼蜜和为丸剂，旋丸，桐子大，每服三丸，渐次加至以利为度，生姜汤下，食后临卧服。

此药治疗，与《局方》温白丸同，及治处暑以后秋冬间脏腑下利，大效。春夏再加黄连二两，秋冬再加厚朴二两。治风痫病，不能愈者，从厚朴丸，依春秋加添外，又于每料中加人参、菖蒲、茯苓各一两半。又，依前法和剂为服饵，治翻胃。

又，大便不通者，是肠胜胃也，服《局方》中厚朴丸一二百丸。如大便秘，用后药。

附子半两　巴豆二枚　砒一豆许

上为极细末，生姜糊为丸，如绿豆大，每服一丸，白汤下。

霍乱论第十八

论曰：医之用药，如将帅之用兵。《本草》曰：良医不能以无药愈疾，犹良将无兵不足以胜敌也，故用药如用兵。转筋霍乱者，治法同用兵之急，不可缓也。

故吐泻不止者，其本在于中焦。或因渴大饮，或因饮而过量，或饥而饱甚，或湿内甚，故阴阳交而不和，是为吐泻。仲景曰：邪在上焦则吐，邪在下焦则泻，邪在中焦则既吐且泻，此为急病也。然吐利为急，十死其一二，如挥霍撩乱，而不得吐泻，此名干霍乱，必死！法曰：既有其入，必有其出，今有其入而不得其出者，否也，塞也。

故转筋吐泻者，其气有三，一曰风，二曰火，三曰湿。吐为暍热也。王注曰：炎热薄烁心之气也，火能炎上，故吐也。泻为湿也。叔和云：湿多成五泄。《内经》曰：湿胜则濡泻。又曰：风胜则动，筋属肝而应于风木，故脚转筋，燥急也。《内经》曰：诸转反戾，水液混浊，皆属于热。

故仲景治法曰：热多，欲饮水，五苓散，寒多，不饮凡觉此证,或先五苓、益元、桂苓甘露饮,乃吐泻之圣药也,慎无与粟米粥汤,谷入于胃,则必死!《本草》曰:粟米味咸,微寒,无毒,主养胃气,去脾胃中热,益气。霍乱者,脾胃极损,不能传化,加以粟米,如人欲毙,更以利刀锯其首,岂有能生者耶!如吐泻多时,欲住之后,宜微以粥饮,渐渐养之,以迟为妙。

半夏汤 治霍乱转筋,吐泻不止。

半夏曲 茯苓 白术各半两 淡桂二钱半 甘草炙,二钱半

上为细末,渴者凉水调下,不渴者温水调下,不拘时候服。

五苓散

白术 茯苓 木猪苓各一两 泽泻二两半 桂枝一两

上为细末,冷水调下,或水煎三沸,冷服亦得。

理中丸

白术 人参 干姜 甘草各等分

上为细末,炼蜜为丸,如弹子大,每服一丸,冷水化下。

如吐泻不止,身出冷汗,无脉者,可服后泻痢论中浆水散,兼桂枝汤、白术汤皆可服。后痢门中药,亦可

选用。

凡霍乱,不可饮热白米粥,饮之死,必不救,切须慎之!

泻痢论第十九

论曰:脏腑泻痢,其证多种,大抵从风、湿、热论。是知寒少而热多,寒则不能久也,故曰暴泻非阳,久泻非阴。

论曰:春宜缓形,形动则肝木乃荣,反静密,则是行秋令,金能制木,风气内藏,夏至则火盛而金去,独火木旺,而脾土损矣。轻则飧泄,身热,脉洪,谷不能化,重则下痢,脓血稠黏,皆属于火。经曰:溲而便脓血,知气行而血止也,宜大黄汤下之,是为重剂,黄芩芍药汤,为之轻剂。是实则泄其子,木能自虚,而脾土实矣。故经曰:春伤于风,夏必飧泄,此逆四时之气,人所自为也。有自太阴经受湿,而为水泄虚滑,微满身重,不知谷味。假令春,宜益黄散补之,夏宜泻之。法云:宜补、宜和、宜止。假令和,则芍药汤是也,止则诃子汤是也。久则防变,而为脓血,脾经传肾,谓之贼邪,故难愈。若先痢而后滑,谓之微邪,故易痊。此皆脾土受湿,天行为也,虽圣智不能逃。口食味,鼻食气，从鼻而入，留积于脾，而为水泻。有厥阴经动，下利不止，其脉沉而迟，手足厥逆，涕唾脓血，此为难治，宜麻黄汤、小续命汗之。法曰：谓有表邪缩于内，当散表邪而愈。有暴下无声，身冷自汗，小便清利，大便不禁，气难布息，脉微呕吐，急以重药温之，浆水散是也。故法云：后重则宜下，腹痛则宜和，身重则除湿，脉弦则去风，血脓稠黏，以重药竭之，身冷自汗，以毒药温之，风邪内缩，宜汗之则愈，鹜溏为利，当温之。又云：在表者发之，在里者下之，在上者涌之，在下者竭之，身表热者内疏之，小便涩者分利之。又曰：盛者和之，去者送之，过者止之。《兵法》云：避其来锐，击其惰归，此之谓也。

凡病泄而恶风寒，是太阴传少阴，土来克水也，用除湿，白术、茯苓安脾，芍药、桂、黄连破血也，火邪不能胜水也。太阴经不能传少阴，而反火邪上乘肺经而痢，必白脓也，加黄连、当归之类。又，里急后重，脉大而洪实，为里热而甚蔽，是有物结坠也，若脉浮大甚，不宜下。虽里急后重，而脉沉细弱者，谓寒邪在内而气散也，可温养而自愈。里急后重，闭者，大肠经气不宣通也，宜加槟榔、木香，宣通其气。如痢或泻而呕者，胃中气不和也。上焦不和，治以生姜、橘皮，中焦不和，治以芍药、当归、桂、茯苓，下焦不和,寒,治以轻热,甚以重热药。大便虚秘涩,久不愈,恐太阴传少阴,多传变为痢。太阴传少阴,是为贼邪,先以枳实厚朴汤,以防其变。若四肢懒倦,小便少或不利,大便走,沉困,饮食减,宜调胃去湿,白术、芍药、茯苓三味,水煎服。以白术之甘,能入胃而除脾胃之湿,芍药之酸涩,除胃中之湿热,四肢困,茯苓之淡泄,能通水道走湿,此三味,泄痢须用此。如发热恶寒,腹不痛,加黄芩为主。如未见脓而恶寒,乃太阴欲传少阴,加黄连为主,桂枝佐之。如腹痛甚者,加当归,倍芍药。如见血,加黄连为主,桂、当归佐之。如烦躁,或先白脓后血,或发热,或恶寒,非黄芩不止,上部血也。如恶寒脉沉,或腰痛,或血痢,脐下痛,非黄连不能止,此中部血也。如恶寒脉沉,先血后便,非地榆不能止,此下部血也。如便脓血相杂,而脉浮大,慎不可以大黄下之,下之必死,谓气下竭也,而阳无所收也。凡阴阳不和,惟可以分阴阳药治之。又云:暴泄非阳,久泄非阴。大便完谷下,有寒有热者,脉疾,身多动,音声响亮,暴注下迫,此阳也,寒者,脉沉而细疾,身不动作,目睛不了了,饮食不下,鼻准气息者,姜附汤主之。若身重,四肢不举,术附汤主之。

黄芩芍药汤　治泄痢腹痛,或后重身热,久而不愈,脉洪疾者,及下痢脓血稠黏。

黄芩　芍药各一两　甘草五钱

上为粗末,每服半两,水一盏半,煎至一盏,滤清,温服,无时。如痛,则加桂少许。

大黄汤　治泄痢久不愈,脓血稠黏,里急后重,日夜无度,久不愈者。

大黄一两

上细剉,好酒两大盏,同浸半日许,再同煎至一盏半,去大黄,将酒分为二服,顿服之。利止一服,如未止,再服,以利止为度。服芍药汤以和之,痢止再服黄芩芍药汤和之,以彻其毒也。

芍药汤　下血调气。经曰:溲而便脓血,气行而血止,行血则便自愈,调气则后重自除。

芍药二两　当归　黄连各半两　槟榔二钱　木香二钱　甘草二钱,炙　大黄三钱　黄芩半两　官桂一钱半

上㕮咀,每服半两,水二盏,煎至一盏,食后温服清。如血痢,则渐加大黄。如汗后脏毒,加黄柏半两,依前服。

白术黄芪汤　眼前药,痢虽已除,犹宜此药和之。

白术一两　黄芪七钱　甘草三钱

上咬咀,均作三服,水一盏半,煎至一盏,去滓,温服之。

防风芍药汤 治泄痢飧泄,身热脉弦,腹痛而渴,及头痛微汗。

防风　芍药　黄芩各半两

上咬咀,每服半两或一两,水三盏,煎至一盏,滤清,温服。

治太阴脾经受湿,水泄注下,体微重微满,困弱无力,不欲饮食,暴泄无数,水谷不化,先宜白术芍药汤和之,身重暴下,是大势来,亦宜和之。

白术芍药汤

白术一两　芍药一两　甘草五钱

上剉,每服一两,水二盏,煎至一盏,滤清,温服。

如痛甚者,宜苍术芍药汤。

苍术芍药汤

苍术二两　芍药一两　黄芩半两

上剉,每服一两,加淡味桂半钱,水一盏半,煎至一盏,温服清。

如脉弦,头微痛者,宜苍术防风汤。

苍术防风汤　上使。

苍术　防风各二两

上剉,同前煎服。

如下血者,宜苍术地榆汤。

苍术地榆汤　　下使。

苍术二两　　地榆一两

上剉,同前煎服。

已上证,如心下痞,每服加枳实一钱。如小便不利,每服各加茯苓二钱。

如腹痛渐已,泻下微少,宜诃子散止之,经云大势已去,而宜止之。

诃子散

诃子一两半　　木香半两　　黄连三钱　　甘草三钱

上为细末,每服二钱,以白术芍药汤调下。如止之不已,宜归而送之也,诃子散加厚朴一两,竭其邪气也。

虚滑久不愈者,多传变为痢疾,太阴传少阴,是为鬼邪,先以厚朴枳实汤,防其传变。

厚朴枳实汤

厚朴一两　　枳实一两　　诃子一两,半生半熟　　木香半两　　黄连二钱　　甘草三钱,炙　　大黄二钱

上为细末,每服三五钱,水一盏半,煎至一盏,去滓,温服。

浆水散　　治暴泄如水,周身汗出,一身尽冷,脉微而弱,气少而不能语,其甚者,加吐。此谓急病,治之

宜以此。

半夏二两，汤洗　附子半两，炮　干姜五钱　良姜二钱半　桂枝五钱　甘草五钱，炙

上为细末，每服三五钱，浆水二盏，煎至一盏，去滓，热服，甚者三四服，微者三服。

太阳经动下利，为鹜溏，大肠不能禁固，卒然而下，成小泊光色，其中或有硬物，欲起而又下，欲了而不了，小便多清，此寒也，宜温之，春夏桂枝汤，秋冬白术汤。

桂枝汤

桂枝　白术　芍药各半两　甘草二钱，炙

上剉，每服半两，水一盏，煎至七分，去滓，取清，宜温服之。

白术汤

白术　芍药各三钱　干姜半两，炮　甘草二钱，炙

上剉为粗末，如前煎服之。甚者，去干姜，加附子三钱，辛能发也。

治厥阴经动为泻利者，寸脉沉而迟，手足厥逆，下部脉不至，咽喉不利，或涕唾脓血，泻痢不止者，为难治，宜升麻汤或小续命汤以发之。法曰：谓表邪缩于内，故下痢不止，当散表邪于四肢，布于络脉外，无其邪，则脏腑自安矣。

诸泻利入胃,名曰溢饮,滑泄,渴能饮水,水下复泻,而又渴,此无药证,当灸大椎。

诸泻利久不止,或暴下者,皆太阴受病,故不可离于芍药。若不受湿,不能下利,故须用白术。是以圣人立法,若四时下痢,于芍药、白术内,春加防风,夏加黄芩,秋加厚朴,冬加桂、附。然更详外证寒热处之,如里急后重,须加大黄,如身困倦,须加白术,如通身自汗,逆冷,气息微,加桂、附以温之,如或后重,脓血稠黏,虽在盛冬,于温药内亦加大黄。

诸下利之后,小便利而腹中虚痛不可忍者,此谓阴阳交错不和之甚也,当服神效越桃散。

神效越桃散

大栀子三钱　高良姜三钱

上和均,每服三钱,米饮或酒调下,其痛立效。

治大便后下血,腹中不痛,谓之湿毒下血,宜服黄连汤。

黄连汤

黄连去须　当归各半两　甘草三钱,炙

上㕮咀,每服五钱,水一盏,煎至七分,食后温服。

治大便后下血,腹中痛者,谓热毒下血,当服芍药黄连汤。

芍药黄连汤

芍药　当归　黄连各半两　大黄一钱　桂淡味,半钱　甘草二钱,炙

上哎咀,每服半两,同前煎服。如痛甚者,调木香、槟榔末一钱服之。

治久病肠风,痛痒不任,大便下血,宜服地榆汤。

地榆汤

苍术去皮,四两　地榆二两

上哎咀,每服一两,水一盏,煎至七分,食前。多服除根。

治湿泻,茯苓汤。

茯苓汤

白术一两　茯苓去皮,七钱半

上哎咀,水煎一两,食前服。食入而泻,谓胃中有宿谷也,当加枳实五钱。酒入而泻,湿热泻也,加黄芩五钱。

治寒积痢,男子妇人小儿皆不问,赤白或清痢如水,不后重者,寒也。经云:澄澈清冷,皆属于寒。皆为虚寒中有积,宜附子、巴豆之类下之,见利则愈,空心服。

治泻利久,脏腑不止,虚滑,谷不化,用苍术汤下桃花丸。

苍术汤

苍术二两　防风一两

上剉为细末,用水一碗,煎至一大盏,绞清汁,下桃花丸八十丸,立愈。

如小便涩少,以五苓散下桃花丸或赤白石脂丸,小便利则愈。

太阳为协热利,凉膈散主之。阳明为瘕痕,进退大承气汤主之,《珍珠囊》中有。少阳风气自动,其脉弦,大柴胡汤主之。太阴湿胜濡泻,不可利而可温,四逆汤主之。少阴蛰封,不动禁固,可涩,赤石脂丸、干姜汤主之。厥阴风泄,以风治风,小续命汤、消风散主之。

治下痢脓血,里急后重,日夜无度,导气汤。

导气汤

芍药一两　当归五钱　大黄　黄芩各一钱半　黄连　木香各一钱　槟榔一钱

上为末,每服三五钱,水一盏,煎至七分,去滓,温服。如未止,再服,不后重,则止。

杂例

溲而便脓血者,大肠泄也。脉五至之上洪者,宜以七宣丸。如脉平者,立秋至春分,宜香连丸,春分至立秋,宜芍药檗皮丸。四季通用,宜加减平胃散、七宣丸之类。后宜服此药,去其余邪,兼平胃气。

芍药檗皮丸

芍药　黄檗各等分

上为细末,醋糊为丸,如桐子大,每服五七十丸至二百丸,温水下,食前服。

加减平胃散

白术　厚朴　陈皮各一两　甘草七钱　槟榔三钱
木香三钱　桃仁　黄连　人参　阿胶各半两　白茯苓去皮,半两

上为细末,同平胃散煎服。血多,加桃仁。泄,加黄连。小便涩,加茯苓。气不下,后重,加槟榔、木香。腹痛,加芍药、甘草。脓,加阿胶。湿,加白术。脉洪,加大黄。

四时以胃气为本,久下血痢,则脾虚损,而血不流于四肢,入于胃中为血,宜滋养脾胃则愈。

夫五泄之病,其治法各不同者,外证各异也。胃泄者,饮食不化,色黄,承气汤下。脾泄者,腹胀满,泄注,食即呕吐逆,建中及理中汤。大肠泄者,食已窘迫,大便色白,肠鸣切痛,干姜附子汤。小肠泄者,溲便脓血,少腹痛,承气汤。大瘕泄者,里急后重,数至圊而不能便,足少阴是也,茎中痛,急利小便。此五

泄之病也。胃、小肠、大瘕三证，皆清凉饮子主之，其泄自止，后厥阴、少阴二证，另有治法。厥阴证，加甘草，谓主茎中痛，是肝也，《内经》曰：肝苦急，急食甘以缓之。少阴证，多里急后重，故加大黄，令急推过，物去则轻矣，《内经》曰：因其重而减之。又曰：在下者，引而竭之。又有太阴、阳明二经证，当进退大承气汤主之。太阴证，不能食，当先补而后泻之，乃进药法也，先煎厚朴半两，俱依本方加制，水一盏半，煎至一半服之。若三两服后未已，胃有宿食不消，又加枳实二钱，同煎服。三两服，泄又未已，如稍加食，尚有热毒，又加大黄三钱推过，泄止住药。如泄未止，谓肠胃有久尘垢滑黏，加芒硝半合，宿垢去尽，则愈矣。阳明证，能食是也，当先泻而后补，谓退药法也。先用大承气汤五钱，水一盏，依前法煎至七分，稍热服。如泄未止，去芒硝。后稍热退，减大黄一半，煎两服。如热气虽已，其人必腹满，又减去大黄，枳实厚朴汤，又煎三两服。如是腹胀满退，泄亦自愈，后服厚朴汤数服而已。

又，寒热水泄之例于后。泄者，一也，总包五法，谓之六义，曰六解。《难经》有五泄，叔和云湿多成五泄，仲景解四经，泄利有不可汗、有不可下者，可吐、可灸者。仲景随经，自言之：假令渴，引饮者，是热在膈上。水多入，则下膈，入胃中。胃经本无热，不胜其水，名曰水恣，故使米谷一时下。此证当灸大椎三五壮，立已，乃泻督也。如用药，乃使车前子、雷丸、白术、茯苓之类，可选用之，五苓散也可。又有寒泄者，大腹满而泄。又有鹜溏者，是寒泄也。鸭溏者，大便如水，中有少结粪者是也。如此者，当用升麻、附子、干姜之类是也。

又，法曰：泄有虚实寒热。虚则无力，黏衣，不便已泄出，谓不能禁固也。实则数至圊而不能便，俗云虚坐努责是也，里急后重，皆依前法，进退承气汤主之。一说，《素问》云：春伤于风，夏必飧泄。又云：久风为飧泄者，乃水谷不化而完出尔，非水入胃而成此证，非前水恣也。此一证，不饮水而谷完出，名曰飧泄，治法于后。先以宣风散导之，出钱氏方中四味者是也，后服苍术防风汤。

苍术防风汤

苍术去皮，四两　麻黄去根节，四两　防风去芦苗，五钱

上为粗末，每服一两，生姜七片，水二盏，煎至一盏，去滓，温服。

泄止后，服椒术丸。

椒术丸

苍术二两　　小椒一两,去目,炒

上为极细末,醋糊为丸,如桐子大,每服二十丸或三十丸,食前温水下。一法,恶痢久不愈者,加桂。如小儿病,丸如黍米大。

地榆芍药汤　　治泻利脓血,乃至脱肛。

苍术一两　　地榆二两　　卷柏三两　　芍药三两

上㕮咀,每服一两,水一大盏半,煎至一半,温服。病退药止。

五泄乃分三节,初说暴,次说中,后说久泄,此说在《难经·二十二难》。是三节内包十五法,初以暴药,中以的对证药后,疾得中也,末治久泄法,仲景论厥阴经治法是也。

治久泄法,先进缩煎小续命汤,是发其汗,使邪气不能以外侵于内,然后治其利。秋冬间下利,风吐论中加减厚朴丸,大效。

凡脏腑之秘,不可一例治疗。有虚秘,有实秘,胃实而秘者,能饮食,小便赤,当以麻仁汤、七宣丸之类主之,胃虚而秘者,不能饮食,小便清利,厚朴汤主之。

厚朴汤

厚朴姜制,五两　　白术五两　　半夏二两　　枳实一两,

炒　陈皮去白,二两　甘草二两,炙

上为粗末,每服三五钱,水一盏半,生姜五片、枣三枚,煎至一盏,去滓,温服,空心。

实秘者,物也。虚秘者,气也。

平胃丸　治病久虚弱,厌厌不能食,而脏腑或秘或溏。此胃气虚弱也,当服和中消痰去湿,及厚肠胃,进饮食。

厚朴一两　白术一两二钱　陈皮八钱,去白　木香一钱　生半夏汤洗,一两　槟榔二钱　枳实五分　甘草三钱,炙

上为细末,姜汁浸蒸饼为丸,桐子大,每服三五十丸,生姜汤或温水下。

心痛论第二十

论曰:诸心痛者,皆少阴厥气上冲也。有热厥心痛者,身热足寒,痛甚则烦躁而吐,额自汗出,知为热也,其脉洪大。当灸太溪及昆仑,谓表里俱泻之,是谓热病汗不出,引热下行,表汗通身而出者,愈也。灸毕,服金铃子散,痛止,服枳术丸,去其余邪也。有大实心中痛者,因食时受气,卒然发痛,大便或秘久而注,闷,心胸高起,按之愈痛,不能饮食。

急以煮黄丸利之,利后以藁本汤去其余邪。有寒厥心痛者,手足逆而通身冷汗出,便利溺清,或大便利而不渴者,气微力弱,急以术附汤温之。寒厥暴痛,非久病也,朝发暮死,当急救之。是知久痛无寒,而暴痛非热。

治热厥心痛,或发或止,久不愈者,当用金铃子散。

金铃子散

金铃子　玄胡各一两

上为细末,每服三钱,酒调下。

煮黄丸　大实心痛。

雄黄一两,研　巴豆五钱,去皮,生用,研细,入雄黄末内

上再研二味,白面二两同和,再研均,滴水丸如桐子大,每服时,先煎浆水令沸,下药二十四丸,煮一二十沸,捞入冷浆水,沉冷,一时服二丸,一日二十四丸,加至以利为度,用浸药水送下。

此治胁下疙癖痛,如神!

治大实心痛,大便已利,宜藁本汤,彻其余毒。

藁本汤

藁本五两　苍术一两

上为粗末,每服一两,水二盏,煎至一盏,温服清。

治寒厥暴痛,脉微气弱,宜术附汤。

术附汤

附子一两,煮,去皮脐,细切半两　白术一两　甘草二两,炙

上为粗末,入附子,令均,每服三钱,水一大盏半,入生姜五片、枣一枚(劈破),同煎至一盏,去滓,温服,食前。

此药又治风湿相抟,身重痛烦,不能转侧,不呕不渴,大便坚硬,小便自利,及风虚而目眩重者,不知食味,嗳气。补中,助阳气,止自汗。

治男子妇人心经搐热,如痫病状,宜服妙香丸。风痫者,煎羌活为引,下妙香丸。血痫,当归汤引下。

刺心痛者,列之于后。真心痛,手足青至节,痛甚,旦发夕死,夕发旦死。心痛腹胀,涩涩然大便不利,取足太阴。心痛引腰脊,欲呕,刺足少阴。心痛引少腹,满,上下无常处,便溺难,刺足厥阴。心痛短气,刺手太阴。心痛,当九节刺之,立已,不已,上下求之,得之则已,按经三法。心痛与背相接,善恐,如从后触其心,伛偻者,肾心痛也,先刺绝骨、昆仑,不已,刺合谷。心痛腹胀胸满,心尤痛者,胃心痛也,刺大都、太白二穴。心痛如锥刺,乃脾心痛也,刺然谷、太溪。心痛苍然如死状,终日不得休息,乃肝心痛,取行间、太冲。心痛卧若徒居,心痛间,动作益痛甚者,其色不

变,此肺心痛也,刺鱼际、太渊。宣通气行,无所凝滞,则病愈也。

太溪穴,足少阴肾经,土也,为输,在足内踝后跟骨上陷中,可灸三壮、五七壮,此泻厥热心痛。昆仑,足太阳膀胱经,水也,在足外踝后跟骨上陷中,可灸三壮或五七壮,亦可泻厥热心痛。

素问病机气宜保命集

卷 下

河间处士刘完素守真述

新安吴勉学师古校

咳嗽论第二十一

论曰：咳谓无痰而有声，肺气伤而不清也。嗽是无声而有痰，脾湿动而为痰也。咳嗽谓有痰而有声，盖因伤于肺气，动于脾湿，咳而为嗽也。

脾湿者，秋伤于湿，积于脾也，故《内经》曰：秋伤于湿，冬必咳嗽。大抵素秋之气宜清，频反动之，气必上冲而为咳，甚则动于脾湿，发而为痰焉。是知脾无留湿，虽伤肺气，而不为痰也。有痰，寒少而热多。

故咳嗽者，非专主于肺而为病，以肺主皮毛而司于外，故风寒先能伤之也。《内经》曰：五脏六腑皆能令人咳，非独肺也，各以其时主之而受病焉，非其时，各传而与之也。所病不等，寒暑燥湿风火六气，皆令人咳嗽。唯湿病痰饮入胃，留之而不行，上入于肺，则为咳嗽。假令湿在于心经，谓之热痰，湿在脾经，谓之风痰，湿在肺经，谓之气痰，湿在肾经，谓之寒痰。

所治不同，宜随证而治之。若咳而无痰者，以辛甘润其肺。故咳嗽者，治痰为先，治痰者，下气为上，是以南星、半夏，胜其痰而咳嗽自愈，枳壳、陈皮，利其气而痰饮自除。咳而能食者，大承气汤微下之，少利为度。咳而不能食者,厚朴汤治之。夏月嗽而发热者,谓之热痰嗽,小柴胡四两加石膏一两、知母半两用之。冬月嗽而发寒热,谓之寒嗽,小青龙加杏仁服之。然此为大例,更当随证随时加减之,量其虚实。此治法之大体也。蜜煎生姜汤、蜜煎橘皮汤、烧生姜、胡桃,此者皆治无痰而嗽者,当辛甘润其肺故也。如但用青陈皮药,皆当去白。《本草》云:陈皮味辛,理上气,去痰气滞塞,青皮味苦,理下气,二味俱用,散三焦之气也。故《圣济》云:陈皮去痰,穰不除即生痰。麻黄发汗,节不去而止汗。

水煮金花丸 治风痰热咳嗽,其脉弦,面青,四肢满闷,便溺秘涩,心多躁怒。

南星 半夏各一两,生用 天麻五钱 雄黄三钱白面三两 寒水石一两,烧存性

上为细末,滴水为丸,每服五七十丸至百丸,煎浆水沸,下药煮,令浮为度,漉出,淡浆水浸,另用生姜汤下。或通圣加半夏,及《局方》中川芎丸、防风丸皆可用也。

小黄丸 治热痰咳嗽,脉洪面赤,烦热心痛,唇口干燥,多喜笑,宜小黄丸。

南星汤洗 半夏洗。各一两 黄芩一两半

上为细末,生姜汁浸,蒸饼为丸,桐子大,每服

五十丸至七十丸,食后姜汤下。及小柴胡汤中加半夏亦可。

白术丸 治湿痰咳嗽,脉缓面黄,肢体沉重,嗜卧不收,腹胀而食不消化,宜白术丸。

南星 半夏俱汤洗,各一两 白术一两半

上为细末,面糊为丸,桐子大,每服五七十丸,生姜汤下。及《局方》中防己丸亦可用。

玉粉丸 治气痰咳嗽,脉涩面白,上喘气促,洒淅恶寒,愁不乐,宜服之。

南星 半夏俱洗,各一两 官桂去皮,一两

上为细末,面糊为丸,如桐子大,每服五七十丸,生姜汤下,食后。及《局方》中防己丸亦可。玉粉丸加减在后。心下痞者,加枳实五钱。身热甚者,加黄连五钱。体重者,加茯苓一两。气上逆者,加葶苈五钱。喘促者,加人参、桔梗各五钱。浮肿者,加郁李仁、杏仁各五钱。大便秘者,加大黄五钱。

双玉散 治痰热而喘,痰涌如泉。

寒水石 石膏各等分

上为细末,煎人参汤调下三钱,食后服。

治痰千缗汤

半夏生,末,二两 大皂角去皮弦,半两,剉

上同于绢袋中盛之,用水三升,生姜七大片,同

煎至一半,以手操洗之,取清汁,分作三服,食后并服。二服效。

防风丸　治痰嗽,胸中气不清利者。枳术丸亦效。

防风半两　枳壳半两,去穰,麸炒　白术一两

上为细末,烧饼为丸,每服五七十丸,生姜汤下。

天麻丸

天麻一两　半夏　南星各一两　雄黄少许

上以白面二两,滴水为丸,如桐子大,每服五十丸至百丸,煎淡浆水令沸,下药,煮十余沸,漉出,食前生姜汤下。

利膈丸　主胸中不利,痰嗽喘促,利脾胃壅滞,调秘泻藏,推陈致新,消进饮食,治利膈气之胜药也。

木香一钱半　槟榔一钱半　人参三钱　当归二钱藿香一钱半　大黄酒浸,焙,一两　厚朴姜制,三两　枳实一两,炒　甘草三钱,炙

上为细末,滴水为丸,如桐子大,每服三五十丸,食后。诸饮皆下。

款气丸　治久嗽痰喘,肺气浮肿。

青皮去白　陈皮去白　槟榔　木香　杏仁去皮尖郁李仁去皮　茯苓　泽泻　当归　茂炮　马兜铃　苦葶苈以上各三两　人参　防己各五钱　牵牛取头末,一两

上为细末,生姜汁、面糊为丸,如桐子大,每服一二十丸,加至五七十丸,生姜汤下,食后服。

玉粉丸 治痰结咽喉不利,语音难出。

半夏洗,五钱　草乌一字,炒　桂一字,炙

上同为末,生姜汁浸,蒸饼为丸,如鸡头大,每服一丸,至夜含化。多岁不愈者亦效。

枳壳汤 治久痰,胸膈不利者,多上焦发热。

枳壳麸炒,去穰,二两　桔梗三两　黄芩一两半

上同剉,每日早用二两半,水三盏,煎至二盏,匀作三服,早时一服,中时一服,临卧时一服。三日七两半药服尽,服生半夏汤。

生半夏汤

半夏不以多少,洗七遍,切作片子

上,每服称三钱,水一盏半,入生姜五大片,同煎至一盏,和滓,食后服,一日三二服。服三日毕,再服枳术丸,尽其痰为度。论曰:先消胸中气,后去膈上疾,再服枳术丸,谓首尾合,尽消其气,谓令痰不复作也。

清镇丸 治热嗽。

小柴胡汤内加人参一倍、青黛半两。

上为细末,面糊为丸,如桐子大,每服五十丸,生姜汤下。

半夏丸 治因伤风而痰作喘逆,兀兀欲吐,恶心欲倒。

半夏二两,汤洗,切　雄黄研,三钱

上同为末,生姜汁浸,蒸饼为丸,桐子大,每服三十丸,生姜汤下。已吐,加槟榔三钱。

白术散 治夏暑大热,或醉饮冷,痰湿滑,膈不利。

白术　茯苓　半夏洗　黄芩各等分

上为粗末,每服五钱至七钱,水二盏,入生姜十片,煎至一盏,去滓,调陈皮末一钱、神曲末一钱,食后服。

法曰:大热大饮,盖酒味热而引饮冷,冷与热凝于胸中不散而成湿,故痰作矣。甚者宜吐之,吐后服五苓、甘露胜湿去痰之剂。

白术汤 治痰潮上如涌泉,久不可治者。

白术　白茯苓　半夏等分

上为末,每服半两,病大者一两,水二盏,生姜七片,煎至一盏,取清,调神曲末二钱,顿服之。病甚者,下玉壶丸一百丸,大效,永除根。

天冬丸 治妇人喘,手足烦热,骨蒸寝汗,口干引饮,面目浮肿。

天门冬十两,去心,称　麦冬去心,八两　生地黄三斤,取汁为膏子上二味为末,膏子和丸,如桐子大,每服五十丸,煎逍遥散送。逍遥散中去甘草,加人参。或服王氏《博济方》中人参荆芥散亦可。如面肿不已,经曰面肿曰风,故宜汗,麻黄、桂枝可发其汗,后服柴胡饮子,去大黄。

论曰:治脏者,治其俞,治腑者,治其合,浮肿者,治其经。治俞者,治其土也,治合者,亦治其土也,如兵家围魏救赵之法也。

虚损论第二十二

论曰:虚损之疾,寒热因虚而感也。感寒则损阳,阳虚则阴盛,损自上而下,治之宜以辛甘淡,过于胃,则不可治也。感热则损阴,阴虚则阳盛,故损自下而上,治之宜以苦酸咸,过于脾,则不可治也。

自上而损者,一损损于肺,皮聚而毛落,二损损于心,血脉虚少,不能荣养脏腑,妇人月水不通,三损损于胃,饮食不为肌肤。自下而损者,一损损于肾,骨痿不能起于床,二损损于肝,筋缓不能自收持,三损损于脾,饮食不能消克。论曰:心肺损而色蔽,肾肝损而形痿,谷不能化而脾损。感此病者,皆损之病也。渐渍之深,皆虚劳之疾也。

四君子汤　治肺损而皮聚毛落,益气可也。

白术　人参　黄芪　茯苓各等分

上为粗末,每服五六钱至十钱,水一盏,煎至七分,去滓,食远温服。

八物汤　治心肺虚损,皮聚而毛落,血脉虚损,妇人月水衍期,宜益气和血。

白术　人参　黄芪　茯苓　川芎　熟地黄　当归　芍药各等分

上为粗末,每服五七钱,水一盏,煎至七分,去滓,食后温服。

十全散　治心肺虚损及胃,饮食不为肌肤,宜益气和血调饮食。

白术　人参　黄芪　茯神　桂枝　熟地黄　当归　芍药　川芎　甘草各等分

上为末,加生姜、枣同煎,水一大盏,药五钱,煎至七分,食前,日三服。

金刚丸　治肾损,骨痿不能起于床,宜益精。

萆薢　杜仲炒,去丝　苁蓉酒浸　菟丝子酒浸。各等分

上为细末,酒煮猪腰子为丸,每服五七十丸,空心酒下。

牛膝丸　治肾肝虚损,骨痿不能起于床,筋缓不

能收持，宜益精缓中。

牛膝酒浸　萆薢　杜仲炒,去丝　苁蓉酒浸　防风
菟丝子　白蒺藜各等分　桂半之

上为细末，酒煮猪腰子捣丸，桐子大，空心酒下
五七十丸。

煨肾丸　治肾肝损及脾损，谷不化，宜益精缓中
消谷。

牛膝　萆薢　杜仲　苁蓉　菟丝子　防风　白
蒺藜　胡芦巴　破故纸各等分　桂半之

上和剂，服饵如金刚丸法。腰痛不起者，甚效。

黑地黄丸加五味子，名肾气丸，治阳盛阴虚，脾肾
不足，房室虚损，形瘦无力，面多青黄，而无常色，宜此
药养血益肾。

肾气丸

苍术一斤,米泔浸　熟地黄一斤　川姜冬一两,夏五
钱,春七钱　五味子半斤

上为细末，枣肉为丸，如桐子大，每服一百丸至
二百丸，食前米饮下，或酒。治血虚又痔，甚效。

经曰：肾苦燥，急食辛以润之，开腠理，致津液，
通气。五味子味酸，故酸收之。此虽阳盛，不燥热，乃
是五藏虚损于内，故可益血收气也。此药类象神品
药也。

治阳虚阴盛,心肺不足,宜八味丸。若形体瘦弱无力,多困倦怠,阴阳先损,夏月地黄丸,春秋宜肾气丸,冬月宜八味丸。

消渴论第二十三

论曰:消渴之疾,三焦受病也,有上消、中消、肾消。上消者,上焦受病,又谓之膈消,肺也,多饮水而少食,大便如常,或小便清利,知其燥在上焦也,治宜流气润燥。中消者,胃也,渴而饮食多,小便黄,经曰热能消谷,知热在中,法云宜下之,至不欲饮食则愈。肾消者,病在下焦,初发为膏淋,下如膏油之状,至病成而面色黧黑,形瘦而耳焦,小便浊而有脂,治法宜养血以肃清,分其清浊,而自愈也。

法曰:上燥而渴,辛甘而补,用润肺,故可用蜜煎生姜汤,大器顿之,时时呷之。法云:心肺之病,莫厌频而少饮。《内经》云:补上治上宜以缓。又曰:辛以润之,开腠理,致津液,津液通则肺气下流,故气下火降而燥衰矣,其渴乃止。又,经曰:二阳结为消。王注曰:二阳结于胃及大阳,俱热也。肠胃燥热,则善消水谷。用甘辛降火之剂,黄连末一斤,生地黄自然汁、白莲花藕自然汁、牛乳各一斤,熬成膏子,黄连末为丸,如桐子大,每服三十丸,少呷温水送下,日进十服,渴病立止。

治上焦膈消而不欲多食,小便清利,宜小柴胡汤,或加白虎汤,或钱氏方中地骨皮散内加芍药、黄芪、石膏、黄芩、桔梗之类是也。

人参石膏汤　治膈消,上焦烦渴,不欲多食。

人参半两　石膏一两　知母七钱　甘草四钱

上为粗末,每服五钱至七钱,水煎,食后温服。

顺气散　治中消,热在胃而能食,小便赤黄。

厚朴姜制,一两　大黄四两　枳实二钱,炒

上剉,每服五钱,水煎,食远服。微利之为效,不可多利。服此药渐渐利之,不欲多食则愈。

茴香散　治肾消病,下焦初病,小便如油膏。

茴香炒　苦楝炒

上为细末,每服二钱,食前服。

八味丸　治肾消大病。

加减法:本方内倍加山药外,桂、附从四时加减。假令方内桂、附一两,春各用三钱,夏用一钱,秋用五钱,冬全用一两。

珍珠粉丸　治白淫,梦泄,遗精及滑出而不收。

黄檗一斤,于新瓦上烧令通赤为度　真蛤粉一斤

上为细末,滴水丸如桐子大,每服一百丸,空心

酒下。

法曰：阳盛乘阴，故精泄也，黄檗降火，蛤粉咸而补肾阴也。又治思想无穷，所愿不得之证。

竹笼散　治消渴。

五灵脂　黑豆去皮脐

上等分，为细末，每服三钱，冬瓜汤调下，无冬瓜，苗叶皆可，日二服。小渴，二三服效。渴定，不可服热药，唯服八味丸，去附子，加五味子。

肿胀论第二十四

《灵枢·胀论》云：帝问岐伯胀形如何？岐伯曰：夫心胀者，烦心短气，卧不安。肺胀者，虚满而喘咳。肝胀者，胁下满而痛引小腹。脾胀者，善哕，四肢烦悗，体重，不能胜衣，卧不安。肾胀者，腹满引背央央然，腰髀痛。六腑胀：胃胀者，腹满，胃脘痛，鼻闻焦臭，妨于食，大便难。大肠胀者，肠鸣而痛濯濯，冬日重感于寒，则飧泄食不化。小肠胀者，小腹䐜胀，引腰而痛。膀胱胀者，小腹气满而气癃。三焦胀者，气满于皮肤中，轻轻然而不坚。胆胀者，胁下痛胀，口苦，善太息。又，水胀篇云：帝问岐伯水胀何如？答曰：水始起也，目窠上微肿，如新卧起之状，其颈脉动，时咳,阴股间寒,足胫肿,腹乃大,其水已成矣。以手按其腹,随手而起,如裹水之状,此其候也。

帝曰:肤胀何如? 岐伯曰:肤胀者,寒气客于皮中,鼙鼙然不坚,腹大,身尽肿,皮厚,按其腹,窅而不起,腹色不变,此其候也。鼓胀何如? 答曰:腹胀,身皆大,大与肤胀等也,色苍黄,腹筋起,此其候也。肠覃何如? 答曰:寒气客于肠外,与卫相抟,气不得荣,因有所系,辟而内着,恶气乃起,瘜肉生。其始生也,大如鸡子,稍以益大,至其成,如怀子状,久者离岁,按之则坚,推之则移,月事以时下,此其候也。石瘕何如? 答曰:石瘕生于胞中,寒气客于子门,子门闭塞,气不通,恶血当泻不泻,衃以留止,日久益大,状如怀子,月事不时,皆生于女子,可导而下。帝曰:肤胀、鼓胀可刺耶? 岐伯曰:先泻其胀之血络,复调其经,刺去其血络可也。经云:平治权衡,去菀陈莝,开鬼门,洁净府。平治权衡者,察脉之浮沉也。去菀陈莝者,疏涤肠胃也。开鬼门、洁净府者,发汗利小便也。又,鼓胀之病,治以鸡屎醴也。

《名医》云:其肿,有短气不得卧,为心水,两胁痛,为肝水,大便鸭溏,为肺水,四肢皆肿,为脾水,腰痛足冷,为肾水,口苦咽干,为胆水,乍虚乍实,为大肠水。各随其经络,分其内外,审其脉证而别之。夫有风水、皮水、石水、黄汗,归各脏以论之。风合归肝,皮合归肺,黄汗归脾,石水归肾。风水脉浮,必恶风,皮水脉亦浮,按下没指,石水脉沉,腹满不喘,黄汗脉沉迟,发热而多涎,久而不愈,必致痈脓。水肿脉浮带数,即是虚寒潜止其间,久必沉伏,沉伏则阳虚阴实,为水必矣,要知水脉必沉是也。论曰:脉出者死,与病不相应也。诸唇黑则伤肝,缺盆盈平则伤心,脐出则伤脾,足平则伤肾,背平则伤肺,此五者,必不可疗也。

治法云:腰以上,宜发汗,腰以下,利小便。钱氏论虚实腹胀,实则不因吐泻、久病之后,亦不因下利。胀而喘急闷乱,更有痰,有热及有宿食不化而胀者,宜服大黄丸、白饼子、紫霜丸下之。更详认大小便,如俱不通,先利小便,后利大便。虚则久病、吐泻后,其脉微细。肺主目胞,胞虚肿,手足冷,当先服塌气丸,后服异功散及和中丸、益黄散温其气。因于气肿者,橘皮煎丸。因于湿为肿,煎防己黄芪汤调五苓散。因于热为肿者,服八正散。又一法,燥热于肺为肿者,乃绝水之原也,当清肺除燥,水自生矣,于栀豉汤中加黄芩。如热在下焦,阴消,使气不得化者,当益阴,则阳气自化也,黄檗、黄连是也。

五脉论五水灸法:青水灸肝井,赤水灸心荥,黄水灸脾俞,白水灸肺经,黑水灸肾合。

妇人蛊胀无脉,烧青丸,五皮散亦是。

论诸蛊胀者有二,肿若从胃,则旦食而不能夜食,旦则不胀而夜则胀者也,若水肿证,濡泄者是也。《内经》曰:蛊胀之病,治以鸡屎醴,酒调服。

水肿之病,当开鬼门,洁净府也,白茯苓汤,治变水。

白茯苓汤

白茯苓　泽泻各二两　郁李仁二钱

上咬咀,作一服,水一碗,煎至一半,常服无时,从少至多服。或煎得,澄入生姜自然汁在内,和面或作粥饭,作常食。

五七日后,觉胀下再中,以白术散。

白术散

白术　泽泻各半两

上为细末,每服三钱,煎茯苓汤调下。或丸亦可,服三十丸。

末治之药,服黄芪芍药建中之类,以调养之。平复后,忌房室、猪、鱼、盐、面等物。

治水气蛊胀,洁净府,楮实子丸。

楮实子丸

楮实子一斗,水二斗,熬成膏子　白丁香一两半　茯苓三两,去皮上二味，为细末，同楮实子膏为丸，如桐子大，不计丸数，从少至多，服至小便清利及腹胀减为度。

后服中治药、末治药、调养药，疏启其中。忌甘、苦、酸、补。其下五补七宜。

取穴法：治肿治其经，治金火也。井、荥、输、经，阴经金也，金、木、水、火，阳经火也。

治肿，木香散。

木香散

木香　大戟　白牵牛各等分

上为细末，每服三钱，猪腰子一对，劈开，掺药在内，烧熟，空心服之。如左则塌左，右则塌右。

如水肿不能全去，于腹上涂甘遂末在绕脐满腹，少饮甘草水，其肿便去也。

治水肿，蝼蛄，去头尾，与葡萄心同研，露七日，曝干，为细末，淡酒调下。暑月湿，用尤佳。又方：枣一斗，锅内入水，上有四指，用大戟并根苗盖之一遍，盆合之，煮熟为度，去大戟不用，旋旋吃无时。尽枣，绝愈，神效！

眼目论第二十五

论曰：眼之为病，在腑则为表，当除风散热，在脏则为里，宜养血安神。暴发者为表而易治，久病者在里而难愈。除风散热者，泻青丸主之，养血安神者，定志丸，妇人，熟地黄丸是也。或有体肥气盛，风热上行，目昏涩者，槐子散主之，此由胸中浊气上行也。重则为痰厥，亦能损目。常使胸中气清，无此病也。又有因目疾服药多而损气者，久之眼渐昏弱，乍明乍暗，不欲视物，此目少血之验也，熟干地黄丸、消风散、定志丸相须而养之。或有视物不明，见黑花者，此谓之肾气弱也，宜补肾水，驻景丸是也。或有暴失明者，谓眼居诸阳之会也，而阴反闭之，此风邪内满，当有不侧之疾也。翳膜者，风热重而有之，或瘢入眼，此肝气盛而发在表也。翳膜已生，在表明矣，当发散而去之。反疏利，则邪气内蓄，为翳则深也。邪气未定，谓之热翳而浮，邪气一定，谓之冰翳而沉。邪气牢而深者，谓之陷翳，当以焮发之物，使其邪气再动，翳膜乃浮，辅之退翳之药，则能自去也。病久者，不能速效，当以岁月除之。

散热饮子　治眼赤，暴发肿。

防风　羌活　黄芩　黄连各一两

上剉，每服半两，水二盏，煎至一盏，食后温服。如大便秘涩，加大黄一两。如痛甚者，加当归、地黄。如烦躁，不能眠睡，加栀子一两。

川芎散　治风热上冲，头目眩，热肿及胸中不利。

川芎　槐子各一两

上为细末,每服三钱,如胸中气滞不利,生姜汤调,目疾茶调。风热上攻,㕮咀一两,水煎,食后服。

地黄汤 治眼久病,昏涩因发,而久不愈者。

防风 羌活 黄芩 黄连 地黄 当归 人参 茯神各等分

上为粗末,每服五七钱,水一盏半,煎至一盏,去滓,温服,食后。

槐子散

槐子 黄芩 木贼 苍术各等分

上为细末,茶清调下,食后。

治眼生翳膜,及瘢入眼,焮赤已过者,泻青丸主之,当半减大黄。如大便秘,焮气未定,依方服之。

治冰翳久不去者,羚羊角散主之。

羚羊角散

羚羊角 升麻 细辛各等分 甘草半之

上为细末,一半为散,一半蜜为丸,如桐子大,每服五七十丸,以羚羊角散下之,食后临卧米泔水煎服。

桔梗丸 治太阳经卫虚血实,肿赤睑重,头中湿淫,肤脉睛痛,肝风盛,眼黑,肾虚。

桔梗一斤 牵牛头末,三两

上二味为末,炼蜜为丸,桐子大,每服四五十丸,加至百丸,食前温水下,日二服。

金丝膏 点眼药。

生姜四两,取汁 白沙蜜一斤,炼,去滓 腊猪胆汁三钱 黄连四两,捶,用水一斗浸,煎取五升

上先煎黄连水,后入姜汁,次入蜜,同煎,去沫净,次入下项药末。

脑子四钱 麝香三钱 硇砂四钱 硼砂三钱 轻粉五钱 熊胆四钱 青盐三钱

上极细末,搅匀,熬令稀膏,点眼。

救苦丸 治眼暴赤,发嗔,痛不可忍者。

黄连一两 当归二钱 甘草一钱

上同剉细,新汲水半碗浸一宿,以慢火熬,约至一半,以绵滤去滓,以净为妙,用火再熬作稠膏子为度,摊在碗上倒合,以物盖之,用熟艾一大弹子许,底下燃之,用艾熏膏子,艾尽为度,再入下项药。

朱砂一钱,飞 脑子半钱 乳香 没药等分

上同研极细末,入黄连膏内,搜和丸,如粟米大,每用二丸,点眼大角内,仰面卧,药化则起。

宣毒散 治眼发赤肿,毒气侵睛,胀痛。

盆硝 雄黄 乳香 没药各等分

上为极细末,以少许鼻内嗑之。

宣风散 治眼风毒发肿,鼻中欲嚏,嚏多大损而生疮。

川芎　甘菊各二钱　乳香　没药各一钱

上和匀，再研极细，以少许鼻内嗜之。

目能远视不能近视，《局方》中定志丸，目能近视不能远视，万寿地芝丸。

万寿地芝丸

生姜四两，焙　天门冬四两，去心　枳壳二两，去穰，炒　甘菊二两

上为细末，炼蜜为丸，如桐子大，茶清或温酒下一百丸，食后。此药能愈大风热。

洗眼药

诃子三两　黄丹四两　蜜八两　柳枝四十寸

上以河水两碗，熬至半碗，热水化洗之，石器内熬。

治眼赤瞎，以青埕蛆，不以多少，掏净晒干，末之，令害眼人仰卧，合目，用药一钱，散在眼上。须臾药行，待少时去药，赤瞎亦无。

治倒睫，无名异，末之，掺卷在纸中，作捻子，点着到药处，吹杀，以烟熏睫，自起。

疮疡论第二十六

论曰：疮疡者，火之属，须分内外，以治其本。《内

经》曰：膏粱之变，足生大疔，其原在里，发于表也，受持如虚，言内结而发诸外。未知从何道而出，皆是从虚而出也。假令太阳经虚，从背而出，少阳经虚，从鬓而出，阳明经虚，从髭而出，督脉经虚，从脑而出。又，经曰：地之湿气，感则害人，皮肤筋脉其在外，盛则内行。若其脉沉实，当先疏其内，以绝其原也。其脉浮大，当先托里，恐气伤于内。有内外之中者，邪气至甚，遏绝经络，故发痈肿。经曰：营气不行，逆于肉理，乃生痈疽。此因失托里，及失疏通，又失和营卫也。

治疮之大要，须明托里、疏通、行营卫三法。托里者，治其外之内，疏通者，治其内之外，行营卫者，治其中也。内之外者，其脉沉实，发烦躁，内无焮赤痛，其邪气深于内也，故先疏通，以绝其原。外之内者，其脉浮数，焮肿在外，形证外显，恐邪气极而内行，故先托里。内外之中者，外无焮恶之气，内亦脏腑宣通，知其在经，当和营卫也。用此三法之后，虽未差，必无变证，亦可使邪气峻减而易痊愈。故经曰：诸痛痒疮，皆属心火。又曰：知其要者，一言而终，不知其要，流散无穷。

针灸法曰：凡疮疡可灸刺者，须分经络部分，血气多少，俞穴远近。若从背而出，当从太阳五穴，随证选用，或刺或灸，泄其邪气，凡太阳，多血少气，至阴、通谷、束骨、昆仑、委中。从鬓而出者,当从少阳五穴,随证选用,少阳少血多气,窍阴、夹溪、临泣、阳辅、阳陵泉。从髭而出者,当从阳明五穴,随证选用,阳明多血多气,厉兑、内庭、陷谷、冲阳、解溪。从脑而出者,初觉脑痛不可忍,且欲生疮也,脑者髓之海,当灸刺绝骨,以泄邪气。髓者,舍也,故脉浮者,从太阳经,依前选用,脉长者,从阳明经,依前选用,脉弦者,从少阳经,依前选用。

论曰:诸经各有井荥俞经合,井主心下满及疮色青,荥主身热及疮赤色,俞主体重节痛,疮黄色,经主咳嗽寒热,疮白色,合主气逆而泄,疮黑色。随经病而有此证者,或宜灸宜针,以泄邪气。经曰:邪气内蓄,则肿热,宜砭射之也。《内经》曰:夫癥气之急者,宜以针开除之。气盛血聚者,宜石而泄之。王注曰:石,砭也,可以破大痈,出脓,今以排针代之。凡疮疡已觉微漫肿硬,皮肉不变色,脉沉不痛者,当外灸之,引邪气出而方止。如已有脓水者,不可灸,当刺之。浅者,亦不可灸。经曰:陷者灸之。如外微觉木硬而不痛者,当急灸之,是邪气深陷也。漫者不可灸,慎之!

诸病疡疮,如呕者,是湿气浸于胃也,药中宜倍加白术服之。

内疏黄连汤 治呕哕心逆,发热而烦,脉沉而实,肿硬木闷,而皮肉不变色,根深大,病在内,脏腑秘涩,当急疏利之。

黄连　芍药　当归　槟榔　木香　黄芩　山栀子　薄荷　桔梗　甘草以上各一两　连翘二两

上除槟榔、木香二味为细末外,并剉,每服一两,水一盏半,煎至一盏,先吃一二服。次每服加大黄一钱,再服加二钱,以利为度。

如有热证,止服黄连汤。大便秘涩,加大黄。觉无热证,少煎内托复煎散,时时服之。如实无热,及大小便通,止服复煎散。稍有热证,却服黄连汤,秘则加大黄。如此内外皆通,营卫和调,则经络自不遏绝矣。

治肿焮于外,根盘不深,形证在表,其脉多浮,痛在皮肉,邪气盛则必侵于内,急需内托,以救其里也,服内托复煎散。

内托复煎散

地骨皮　黄芪　芍药　黄芩　白术　茯苓　人参　柳桂味淡者　甘草　防己　当归以上各一两　防风二两

上㕮咀,先煎苍术一斤,用水五升,煎至三升,去术滓,入前药十二味,再煎至三四盏,绞取清汁,作三四服,终日服之。又煎苍术滓为汤,去滓,依前煎服十二味滓。此除湿,散郁热,使胃气和平。如或未已,再作半料服之。若大便秘及烦热,少服黄连汤。及烦热已过,却服复煎散半料。如此,使营卫俱行,邪气不能内侵也。

治诸疮疡,脏腑已行,如痛不可忍者,可服当归黄芪汤。并加减在后。

当归黄芪汤

当归　黄芪　地黄　地骨皮　川芎　芍药等分

上㕮咀,每服一两,水一碗,煎至五分,去滓,温服。如发热者,加黄芩。烦热,不能卧者,加栀子。如呕,是湿气侵胃也,倍加白术。

膏药方

好芝麻油半斤　当归半两　杏仁四十九个,去皮　桃柳枝各四十九条,长四指

上,用桃柳二大枝,新绵一叶包药,系于一枝上,内油中,外一枝,搅于铁器内,煎成,入黄丹三两,一处熬,水中滴成不散如珠子为度。

治金丝疮,一云红丝瘤,其状如线,或如绳,巨细不等,经所谓丹毒是也,但比瘭毒不甚广阔。人患此疾,头手有之,下行至心则死,下有之,上往亦然。当于疮头截经而刺之,以出血,后嚼萍草根涂之,立愈。

苦杖散　治从高坠下,涩潮昏冒,此惊恐得也。

苦杖_{不以多少}

上为细末，热酒调下。如产后瘀血不散或聚血，皆治之。

夺命散　治疔疮。

乌头尖　附子底　蝎梢　雄黄_{各一钱}　蜈蚣一对　硇砂　粉霜　轻粉　麝香　乳香_{各半钱}　信二钱半　脑子_{少许}

上为细末，先破疮，出恶血毕，以草枝头将纸带入于内，以深为妙。

木香散　治疮难消，不能作脓，痛不止。

地骨皮_{一两，去上皮}　木香_{半两}　穿山甲_{二钱半，炙黄}　麝香_{一字}

上为细末，酒调下三钱。及小儿斑后生痛，米饮调下，效如神。

治疔疮，毒气入腹，昏闷不食。

紫花地丁　蝉壳　贯众_{各半两}　丁香　乳香_{各一钱}

上为细末，每服二钱，温酒调下。

治恶疮有死肉者，及追脓。

白丁香　轻粉　粉霜　雄黄　麝香_{各一钱}　巴豆_{三个，去油}

上同研细，新饭和作锭子用之。

如神三生散　治诸疮疼痛,不变肉色,漫肿光色,名曰附骨痈。

露蜂房　蛇蜕皮　头发洗净。各等分

三味烧灰存性,研细,酒调,三钱。

治膀胱移热于小肠,上为口糜,好饮酒人,多有此疾,当用导赤散、五苓散各半两,煎服。

半夏散　治少阴口疮。若声绝不出者,是风寒遏绝,阳气不伸也。

半夏一两,制　桂一字　草乌头一字

上同煎一盏水,作二服,其效如神。

甘矾散　治太阴口疮。

生甘草一寸　白矾一栗子大

上嚼化,咽津。

乳香散　治赤口疮。

乳香　没药各一钱　白矾飞,半钱　铜绿少许

为细末,掺用。

没药散　治白口疮。

没药　乳香　雄黄各一钱　轻粉半钱　巴豆霜少许

上为细末,干掺。

诸疮疡痛,色变紫黑者,回疮,金银花汤。

金银花汤

金银花连衣,二两　黄芪四两　甘草一两

上三味剉细,酒一升,入瓶内,闭口,重汤内煮三二时,取出,去滓,放温服之。

诸疮肿已破未破,焮肿甚,当归散主之。

当归散

当归　黄芪　栝蒌　木香　黄连各等分

上为粗末,煎一两服。如痛而大便秘,加大黄三钱。

乳香散　治疮口痛大者。

寒水石烧,一两　滑石一两　乳香　没药各五分
脑子少许

上各研细,同和匀,少掺疮口上。

雄黄散　治诸疮有恶肉不能去者。

雄黄一钱,研　巴豆一个,去皮,研

上二味同研如泥,入乳香、没药少许,再研细,少上,恶肉自去也。

木香散　治疮口久不敛。

木香　槟榔各一钱　黄连二钱

上为细末,掺上。如痛,加当归一钱,贴之,自收敛。

又方

小椒去目,炒黑色,一钱,另研　定粉一两　风化石
灰五钱　白矾二钱半,飞过　乳香　没药各一钱

上为细末,掺疮口上。

针头岁　治疮疡焮肿木硬。

蟾酥　麝香各一钱

上同研极细,以乳汁调和泥,入磁盒内盛,干不妨,每用以唾津调,拨少许于肿处,更以膏药敷之。毒气自出,不能为疮,虽有疮亦轻。

瘰疬论第二十七

夫瘰疬者,经所谓结核是也。或在耳前后,连及颐颌,下连缺盆,皆为瘰疬,或在胸及胸之侧,下连两胁,皆为马刀,手足少阳主之。此经多气少血,故多坚而少软,脓白而稀,如泔水状。治者,求水清可也。如瘰疬生去别经,临时于铜人内随其经络部分对证之穴灸之,并依经内药用之。独行而小者,为结核。续数连结者,为瘰疬。形表如葛者,为马刀。

连翘汤　治马刀。

连翘二斤　瞿麦一斤　大黄三两　甘草一两

上㕮咀,每用一两,水二盏,煎至一盏半,早食后一时服。

在项两边,是属少阳经,服药十余日后,可于临泣穴灸五七壮，服药不可住了，至六十日，决效。

有一方，加大黄，不用甘草，更加贝母五两、雄黄七分、槟榔半两，同末，热水调下三五钱。

文武膏桑椹也。治瘰疬。

文武实二斗，黑熟者

上以布袋取汁，银石器中熬成薄膏，白汤点一匙，日三服。

痔疾论第二十八

论曰：手阳明大肠，名曰害蜚。蜚，虫也。六元正纪大论：阳明又曰司杀府，手阳明属金。大肠名害蜚，谓金能害五虫。又曰：司杀府，谓金主杀。既有此二名，何以自生虫？盖谓三焦相火盛，能制阳明金，故木来相侮。《内经》曰：侮，谓胜己也。木主生五虫。叔和云：气主生于脾脏傍，大肠疼痛阵难当，渐觉稍泻三焦热，莫漫多方立纪纲。此言饮酒，多食热物，脾生大热，而助三焦气盛，火能生土也。当泻三焦，火热退，使金得气，而反制木，木受制，则五虫不生，病自愈矣。

苍术泽泻丸

苍术四两，去皮　泽泻二两　枳实二两　地榆一两皂子二两，烧存性上为细末,烧饭为丸,桐子大,每服三十丸,食前酒或米饮下。

又方

川乌炮　古石灰等分

依前丸服。

淋洗药

天仙子　荆芥　小椒　蔓荆子各等分

上以水煎,洗。

黑地黄丸,治痔之圣药也,在虚损门下有方。

妇人胎产论第二十九

论曰:妇人童幼,天癸未行之前,皆属少阴,天癸既行,皆从厥阴论之,天癸已绝,乃属太阴也,治胎产之病,从厥阴经者,是祖生化之源也。厥阴与少阳为表里,故治法无犯胃气及上二焦,为三禁,不可汗,不可下,不可利小便。发汗者,同伤寒下早之证,利大便,则脉数而已动于脾,利小便,则内亡津液,胃中枯燥。制药之法,能不犯三禁,则营卫自和,营卫和而寒热止矣。外则和于营卫,内则调于清便,先将此法为之初治,次后详而论之,见证消息,同坏证伤寒,为之缓治。

或小便不利，或大便秘结，或积热于肠胃之间，或已成痿，或散血气，而为浮肿，盖产后多门，故同伤寒坏证。如发渴，用白虎，气弱则黄芪，血刺痛而用以当归，腹中痛而加之以芍药。以上例证，不犯三禁，皆产后之久病也。凡产后暴病，禁犯不可拘也。如产后热入血室者，桃仁承气、抵当汤之类是也。胃坚燥者，大承气，不可以泄药言之。产后，世人多用乌金四物，是不知四时之寒热，不明血气之虚实，盲然一概用药。如此而愈加增剧，是医人误之耳。大抵产病天行，从增损柴胡，杂病从加添四物，然春夏虽从柴胡，秋冬约同四物，药性寒热，病证虚实，不可不察也。

四物汤，常病服饵，四时各有增损，今俱增损于后，春倍川芎，一曰春，二曰脉弦，三曰头痛。夏倍芍药，一曰夏，二曰脉洪，三曰泄。秋倍地黄，一曰秋，二曰脉涩，三曰血虚。冬倍当归。一曰冬，二曰脉沉，三曰寒而不食。此常服，顺四时之气，而有对证不愈者，谓失其辅也。春防风四物，加防风，倍川芎。夏黄芩四物，加黄芩，倍芍药。秋天门四物，加天门冬，倍地黄。冬桂枝四物，加桂枝，倍当归。此四时常服，随证用之也。如血虚而腹痛，微汗而恶风，四物加芪、桂，谓之腹痛六合。如风虚眩运，加秦艽、羌活，谓之风六合。如气虚弱，起则无力，怔然而倒，加厚朴、陈皮，谓之气六合。如发热而烦,不能安卧者,加黄连、栀子,谓之热六合。如虚寒脉微,气难布息,不渴,清便自调,加干姜、附子,谓之寒六合。如中湿,身沉重无力,身凉微汗,加白术,茯苓,谓之湿六合。此妇人常病及产后病通用之药也。

治妇人虚劳,《局方》中,谓之首尾六合者。如大圣散下熟地黄丸,是治无热虚劳,专其养也。中道药,牡丹煎丸,空心食前,人参荆芥散,临卧食后,是治有热虚劳药也。

枳壳汤　治妇人怀胎腹胀。

枳壳三两,炒　黄芩一两

上为粗末,每服半两,水一盏半,煎一盏,去滓,温服。

治产前胀满,身体沉重,枳壳汤中加白术一两。

治产前寒热,小柴胡汤中去半夏,谓之黄龙汤。

二黄汤　治怀孕胎漏。

生地黄　熟地黄各等分

上为细末,加白术,枳壳汤调下一两,日二服。

地黄当归汤　治有孕胎痛。

当归一两　熟地黄二两

上为粗末,作一服,水三升,煎至升半,去滓,顿服。

束胎丸

白术　枳壳去穰,炒。等分

上为末,烧饭为丸,如桐子大,每月一日食前服三五十丸,温热水下,胎瘦易生也。服至产前已。

产间药,治胎衣不下,或子死腹中,或血冲上昏闷,或血暴下,及胞干而不能产者,宜服半夏汤。

半夏汤

半夏曲一两半　桂十一钱半,去皮　大黄五钱　桃仁三十个,去皮尖,炒

上为细末,先服四物汤三两,服次,服半夏汤三两,生姜三片,水一盏,煎去三分,食后。

如末效,次服下胎丸。

下胎丸

半夏生　白敛各半两

上为细末,滴水为丸,如桐子大,食后用半夏汤下三二丸,续续加至五七丸。

如有未效者,须广大其药,榆白皮散主之。又不效,大圣散主之。有宿热人,宜服人参荆芥散。

产后药,治产后经水过适断,感于异邪,手足牵搐,咬牙昏冒,宜增损柴胡汤。

增损柴胡汤

柴胡八钱　黄芩四钱半　人参三钱　半夏三钱

石膏四钱　知母三钱　黄芪五钱　甘草四钱,炙

上为粗末,每服半两,生姜五片、枣四个,水一盏半,煎至一盏,温服清,无时。

前证已去,次服秦艽汤,去其风邪。

秦艽汤

秦艽八钱　人参三两　防风四钱半　芍药半两
柴胡八钱　黄芩四钱半　半夏三钱　甘草四钱,炙

上为粗末,每服五七钱,水一盏,煎至七分,温服清,无时。

二三日经水复行,前证退,宜服荆芥散,小柴胡小料中加荆芥穗五钱、枳壳五钱(麸炒,去穰),同小柴胡汤煎服。

二三日后,宜正脾胃之气,兼除风邪,宜服防风散。

防风散

苍术四两　防风三两　当归一两半　羌活一两半

上为粗末,每服一二两,水三盏,煎至一盏半,取清,续续常服,无时。

凡胎前之药,无犯胎气。产后变化,并同伤寒。杂证,尽从加减四物汤。

治产后腹大坚满,喘不能卧,白圣散。

白圣散

樟柳根三两　大戟一两半　甘遂一两,炒

上为极细末,每服二三钱,热汤调下,取大便宜利为度。此药主水气之圣药也。

治产后风气在表,面目四肢浮肿,宜加减《局方》中七圣丸,每服二十九,白汤下,日加三四丸,以利为度。如浮肿喘嗽,加木香,槟榔倍之,谓气多浮则肿。如头目昏冒,加羌活、川芎,谓风多也。如只浮肿,依七圣丸本方服之。

治产后日久虚劳,虽日久而脉浮疾者,宜服三元汤。

三元汤

柴胡八钱　黄芩　人参　半夏洗　甘草炙。以上各三钱　芍药　熟地黄　当归各一钱半　川芎三分

上为粗末,同小柴胡汤煎服。

如日久虚劳,微有寒热,脉沉而虚者,宜柴胡四物汤。

柴胡四物汤

川芎　熟地黄　当归　芍药各一两半　柴胡八钱　人参　黄芩　甘草　半夏曲以上各三钱

上为粗末,同四物煎服。

如日久虚劳,针灸、小药俱不效者,宜服三分散。

三分散

白术　茯苓　黄芪　川芎　芍药　熟地黄　当归各一两　柴胡一两六钱　黄芩六钱　半夏六钱　甘草

上为粗末,每服一两,水一盏,煎至半盏,温服清,日一服。

产后虚劳,不能食,宜十全散。

十全散

白术　茯苓　黄芪各二两　人参　川芎　芍药
熟地黄　当归各一两　桂一两半　甘草一两半,炙

上剉如麻豆大,每服半两,水一盏半,入生姜五片、枣三枚,同煎至七分,空心食前温服清。

凡虚损病者,浅深治有次第,虚损论中详论之。

治产后诸风,痿挛无力,血风汤。

血风汤

秦艽　羌活　防风　白芷　川芎　芍药　当归
地黄　白术　茯苓各等分

上为细末,一半炼蜜为丸,如桐子大,一半散,温酒调下丸子五七十九,甚妙。

治产后诸积,不可攻,当养阴去热,其病自退,宜服芍药汤。

芍药汤

芍药一斤　黄芩　茯苓各六两

上三味为粗末,每服半两,水煎,日三服,去滓,温服。

黑白散 治产后儿枕大痛。

乌金石烧红,酒淬七遍,另为细末 寒水石烧存性,末

上二味,各等分,另顿放,临服各抄末一钱半,粥饮汤下。痛止便不可服,未止,再服,大效。

桃花散 治产后不烦而渴。

新石灰一两 黄丹半钱

上为细末,渴时冷浆水调一钱服。

紫金丹 治产后冲胀,胸中有物状,是噫气不降。

代赭石 磋砺石各等分

上为细末,醋糊为丸,如桐子大,每服三五十丸,酒下。胸中痛,以当归汤下。久服治血癖。

又方:

代赭石一两 桃仁三钱,炒,去皮尖 大黄五钱

上为细末,薄荷水糊为丸,如桐子大,每服三五十丸,温水下,无时。

治脐腹痛不可忍,四物汤一两,加玄胡三钱半。

治血癖腹痛及血刺腰痛,四物汤细末二两,加酒煮玄胡细末三两,每服三钱,酒调下。

治血运血结,血聚于胸中,或偏于小腹,或偏于胁肋,四物汤四两,倍当归、川芎,加鬼箭、红花、玄胡各一两,同为末,如四物汤煎服,取清,调没药散服之。

没药散

虻虫一钱,去足羽,炒 水蛭一钱,炒 麝香 没药
三钱

上为细末,煎前药调服。血下痛止,只服前药。

加减四物汤 治产后头痛,血虚痰癖寒厥,皆令
头痛。

羌活 川芎 防风 香附子炒 白芷以上各一两
石膏二两 细辛二钱 当归五钱 熟地黄一两 甘草
五钱 苍术一两六钱,去皮

上为粗末,每服一两,水煎服,无时。如有汗者,
是气弱头痛也,方中加芍药三两、桂一两半,加生姜
煎。如痰癖头痛,加半夏三两、茯苓一两半,加生姜
煎。如热厥头痛,又加白芷三两、石膏三两、知母一两
半。寒厥头痛,加天麻三两、附子一两半,生姜煎。

荆芥散 治产后风虚血眩,精神昏昧。

荆芥穗一两三钱 桃仁五钱,去皮尖,炒

上为细末,温水调服三钱。微喘,加杏仁去皮尖,
炒、甘草炙各三钱。

立效散 治产前证,胎不动,如重物下坠,腹冷
如冰。

川芎 当归各等分

上为粗末,每服称三钱,水二盏,煎至一盏,去滓,

食前服。

枳壳汤 治妇人胎漏,及因事下血。

枳壳半两 黄芩半两 白术一两

上为粗末,每服五七钱,水一盏,煎至七分,食前空心服。

治妇人筋骨痛及头痛,脉弦,憎寒如疟,宜服风六合汤,四物汤四两,加羌活、防风各一两。

治妇人血气上冲,心腹胁下闷,宜服气六合汤,四物汤四两,加木香、槟榔各半两。

治妇人脐下冷,腹痛,腰脊痛,宜服玄胡六合汤,四物汤内加玄胡、苦楝炒,各一两。

治妇人气充经脉,月事频并,脐下痛,宜服芍药六合汤,四物汤内倍加芍药。

治妇人月事欲行,脐腹绞痛,宜服八物汤,四物内加玄胡、苦楝各一两,槟榔、木香各半两。

治妇人经水过多,别无余证,四物内加黄芩、白术各一两。

治妇人经水涩少,四物内葵花煎。

治妇人虚劳气弱,喘嗽胸满,宜服气六合汤,四物汤内加厚朴一两制、枳实半两炒。

以上煎法,并同四物服之。

四物主治法:熟地黄,补血,如脐下痛,非熟地黄不能除，此通肾经之药也。川芎，治风，泻肝木，如血虚头痛，非川芎不能除去，此通肝经之药也。芍药，和血理脾，治腹痛，非芍药不能除，此通脾经之药也。当归，和血，如血刺痛，非当归不能除，如刀刺状，此通心经之药也。以上四味治法，如显一证，于四物汤内各加二味用之。如小腹痛，四物汤四两，加延胡索、苦楝各一两。经水暴多，四物四两，加黄芩一两。如腹痛者，只加黄连，如夏月用，不去黄芩。经水如黑豆水，加黄连、黄芩各一两。如经水少而血色和者，四物四两，加熟地黄、当归各一两。如经水适来、适断，往来寒热者，先服小柴胡，以去其寒热，后以四物汤调治之。如寒热不退，勿服四物，是谓变证，表邪犹存，不能效也，依前论中变证，随证用药调治之。

治妇人血积，增四物汤，四物汤内加广术、京三棱、桂、干漆，皆以法制，各加一两，如四物煎服。

治妇人产后，血昏血崩，月事不调，远年干血气皆治之，名曰红花散。

红花散

干荷叶　牡丹皮　当归　红花　蒲黄炒

上各等分，为细末，每服半两，酒煎，和滓，温服。如衣不下，另末，榆白皮煎汤调半两，立效。

治妇人恶物不下。

当归炒 芫花炒

上为细末,酒调三钱。

又,好墨,醋淬,末之,小便、酒调下,妙。

又,治胎衣不下,蛇退皮,炒焦,细末,二钱,酒调下。

生地黄散 诸见血,无寒,衄血、下血、吐血、溺血,皆属于热,但血家证,皆宜服此药。

生地黄 熟地黄 枸杞子 地骨皮 天门冬 黄芪 芍药 甘草 黄芩

上各等分,同剉,每服一两,水一盏半,煎至一盏,去滓,温服。脉微身凉恶风,每一两加桂半钱,吐血者多有此证。

麦门冬饮子 治衄血不止。

麦门冬 生地黄

上等分,剉,每服一两,煎服。

又,衄血,先朱砂、蛤粉,次木香、黄连。

大便结,下之,大黄、芒硝、甘草、生地黄。溏软,栀子、黄芩、黄连可选用。

附带下论

论曰:赤者,热入小肠,白者,热入大肠,原其本也,皆湿热结于脉,故津液涌溢,是为赤白带下。本不病,缘五脉经虚,结热屈滞于带,故女子脐下疞痛而绵绵,阴器中时下也。

故《内经》曰:任脉为病,男子内结七疝,女子带下瘕聚。王注曰:任脉自胞上,过带脉,贯于脐上,故男子内结七疝,女子带下。带脉起于季胁章门,如束带状,今湿热冤结不散,故为病也。经曰:脾传之肾,病名曰疝疝,小腹冤热而痛,出白,一名曰蛊,所以为带下,冤屈也。冤,结也,屈,滞而病热不散。先以十枣汤下之,后服苦楝丸,大玄胡散调下之,热去湿除,病自愈也。

如女子不月,泻心火,血自下也。《内经》曰:二阳之病发心脾,有不得隐曲,故女子不月。其传为风消。王注曰:大肠胃发病也,心脾受之。心主血,心病则血不流,脾主味,脾病则味不化,味不化则精不足,故其证不月。精血已亏,则风邪胜而真气愈消也。又,经曰:月事不来者,胞脉闭也。胞脉属于心而络于胞中,今气上迫,心气不得下通,故月事不来。先服降心火之剂,后服《局方》中五补丸,后以卫生汤治脾养血也。

苦楝丸 治妇人赤白带下。

苦楝碎,酒浸 茴香炒 当归

上等分,为细末,酒糊为丸,如桐子大,每服三五十丸，空心，酒下。

腰腿疼痛，四物汤四两，加羌活、防风各一两。

卫生汤

当归　白芍药_{各二两}　黄芪_{三两}　甘草_{一两}

上为粗末，每服半两，水二盏，煎至一盏，去滓，温服，空心。如虚者，加人参一两。

大头论第三十

夫大头病者，是阳明邪热太甚，资实少阳相火而为之也。多在少阳，或在阳明，或传太阳，视其肿势在何部分，随经取之。湿热为肿，木盛为痛，此邪见于头，多在两耳前后先出，皆主其病也。治之大不宜药速，速则过其病，所谓上热未除，中寒复生，必伤人命。

此病是自外而之内者，是血病，况头部分受邪，见于无形迹之部，当先缓而后急。先缓者，谓邪气在上，着无形迹之分部，既着无形，无所不至，若用急剂速下，过其病，难已。虽用缓药，若急服之，或食前，或顿服，皆失缓体，则药不能得除病，当徐徐浸渍无形之邪也。或药性味形体拟象，皆要不离缓体是也。后急者，谓缓剂已泻，邪气入于中，是到阴部，染于有形质之所，若不速去，则损阴也。此终治却为客邪，当急去之，是治客以急也。且治主当缓者，谓阳邪在上，阴邪在下，各本家病也，若急治之，不能解纷，而益乱也，此故治主当缓。治客以急者，谓阳分受阴邪，阴分受阳邪，此客气，急除去之也。

假令少阳、阳明为病，少阳为邪，出于耳之前后也，阳明为邪者，首大肿是也。先以黄芩黄连甘草汤，通炒过，剉，煎，少少不住服。或剂毕，再用大黄煨、鼠黏子新瓦上炒香，煎药成，去滓，内芒硝，俱各等分，亦时时呷之，无令饮食在前。得微利及邪气已，只服前药。如不已，再同前次第服之，取大利。邪气已即止。如阳明渴者，加石膏，如少阳渴者，加栝蒌根。阳明行经，升麻、芍药、葛根、甘草，太阳行经，羌活、防风之类。

附雷头风

夫治雷头风者，诸药不效，为与证不相对也。夫雷头风者，震卦主之，震仰盂，故予制药内加荷叶，谓象其震之形，其色又青，乃述类象形也。当煎《局方》中升麻汤。

升麻汤

升麻一两　　苍术一两　　荷叶一个，全者

上为细末，每服五钱，水一盏，煎至七分，温服，食后。或烧全荷叶一个，研细，调煎药服，亦妙。

附耳论

论曰：耳者，盖非一也，以窍言之是水也，以声言之金也，以经言之，手足少阳俱会其中也。有从内不能听者，主也，有从外不能入者，经也。有若蝉鸣者，有若钟声者，有若火燋状者，各随经见之，其间虚实不可不察也。

假令耳聋者，肾也，何以治肺？肺主声。鼻塞者，肺也，何以治心？心主臭。如推此法，皆从受气为始。肾受气于巳，心受气于亥，肝受气于甲，肺受气于寅，脾正四季。此法皆长生之道也。

小儿斑疹论第三十一

论曰：斑疹之病，其状各异。疮发燄肿于外，属少阳三焦相火，谓之斑，小红，靥行于皮肤之中不出者，属少阴君火也，谓之疹。

凡显斑证者，若自吐泻者，慎勿治，则多吉，谓邪气上下皆出也。大凡斑疹，首尾皆不可下，恐妄动而生变，此谓少阳通表，宜和之也。当先安其里以解毒，次微发之。安里解毒者,谓能安和五脏,防风汤是也。如大便不秘,次微发之。微发之药,钱氏方甚多,宜选用之。如大便过秘,微利之,当归丸,枣变百祥丸是也。初知是斑疹,若便发之,令斑并出,小儿难禁,是使别生他证也。首尾不可下者,首曰上焦,尾曰下焦。若已吐利,不可下也,便宜安里药三五服。能食,大便秘者,内实,宜微疏利之。若内虚而利者,宜安里药三五服。末后一服,调微发之药服之。大抵用安里之药多,发表之药少。秘则微疏之,邪气不并出,能作番次,使小儿宜禁也。

身温者顺,心凉者逆,则宜服防风汤以和之。

防风汤

防风一两　地骨皮　黄芪　芍药　枳壳　荆芥穗　牛蒡子以上各半两

上为细末,温水调下。或为粗末,煎服二三钱,更妙。治大便秘而内实,能食,宜当归丸。

当归丸

当归五钱　黄连二钱半　大黄二钱　甘草一钱,炙

先将当归熬作膏子,入药三味为丸,渐冷服,十丸。

枣变百祥丸　治斑疹大便秘结。

大戟去骨,一两　枣三个,去核

上二味,用水一碗,煎至水尽为度,占大戟不用,将枣焙干,可和剂,旋丸,从少至多,以利为度。

五脏病,各有所见证,热则从心,寒则从肾,嗽而气上则从肺,风从肝,泻从脾。假令泻,见嗽而气上,脾肺病也,泻白散、益黄散合而服之,又宜黄芩厚朴汤、白术厚朴汤。谓脾苦湿,肺苦燥,气则上逆也,其证先泻,又兼面色黄,肠鸣呦呦者是也。如口渴热多者,当服厚朴汤,不渴热少者,当服白术厚朴汤。其他五脏,若有兼证,皆如此类。然更详后说,四时经移用药。

假令春分前,风寒也,宜用地黄、羌活、防风,或地黄丸及泻青丸相兼服之。春分后,风热也,宜用羌活、防风、黄芩、或泻青丸,用导赤散下之。立夏后,热也,用三黄丸、导赤散。夏至后,湿热也,宜导赤散、泻黄散合而服之,或黄芩、甘草、白术、茯苓之类,为胜湿热之药。立秋后,宜用益黄散、泻白散、陈皮,厚朴、人参、木香之类。秋分后,用泻白散。立冬之后,地黄丸主之,谓肾不受泻也。

大凡小儿斑疹已发,有疮有声音者,乃形病气不病也,无疮无声音者,乃气病形不病也,有疮而无声音者,是形气俱病也。后一证,当清利肺气,八风汤或凉膈散,大黄、芒硝亦可,或如圣汤加大黄,或八味羌活汤加大黄。此是春时发斑,谓之风斑耳。

疮疹者,《内经》云:诸痛痒疮疡,皆属心火。斑子者,是相君行令,三焦真阳气所作也。若气入肺,变脓胞,入肝为水,胞自病为斑。心乃君火,入于皮,作瘾疹。为肺主皮毛,心不害肺金,此乃君之德也。

未疮而发搐,为外感风邪,内发心热而发搐,用茶汤下解毒丸,或犀角地黄汤主之。已发便稠密,形势如针头者,当轻发其表,凉其内,连翘升麻汤主之。若斑已发,稠密甚而微喘,饮水,有热证,当以去风药微下之。若出不快,清便自调,知为在表不在里,当微发之,升麻葛根汤主之。若有干黑陷,身不大热,大小便涩,则知热在内,当煎大黄汤下宣气散。身表大热者,表证未罢,不可利大便。若斑疹已出,见少热,小便不利者,当利小便。已发后,有余毒不散,为复有身热、痈疮之类,当用解毒之药。

药略第三十二

附针法

羌活 治肢节痛,太阴经风药也。

防风 疗风通用。

甘草 和中,调诸药。

肉桂 通气,助阳。

桂枝　闭汗和表。

麻黄　发太阳、太阴经汗。

桃仁　滋血破血。

黄芩　泻肝气。

雄黄　去风。

白芷　治正阳明头痛。

知母　泄肾火，助阴。

石膏　泻肺火，是阳明大凉药。

半夏　去痰。

柴胡　治少阳、厥阴寒热往来。

芍药　止脾痛，安太阴。

人参　补气，和中。

瓜蒂　治湿在头，去中脘痰涎，吐药。

赤豆　利小便。

杏仁　润肺除嗽。

苍术　温中，去湿，强肾。

草乌头　热行经。

南星　治风痰须用。

天麻　治头风。

神曲　消食强胃。

白术　与苍术同功。

陈皮　益气。

枳实　治心下痞。

枳壳　利胸中气,消痞。

黄连　泄心火。

白茯苓　止泻,利小便,太阴经药。

苦葶苈　泻肺火。

桔梗　治咽喉痛,利肺气。

大黄　泄实热。

厚朴　治胀满,厚肠。

黄芪　止汗,治诸气虚不足。

槟榔　破气,下行。

荆芥　清利头目。

乌梅肉　助脾收胃饮食。

沉香　益气和神。

肉豆蔻　治大肠肠滑。

附子　补命及心火。

朴硝　寒咸去燥。

栀子　除烦,利气,行小便。

当归　补三阴血不足。

川芎　太阳头痛。

地黄　补肾真阴不足,脐下痛。

萆薢　补肾不足。

杜仲　壮腰壮筋骨两全。

牛膝 补筋,益脾。

苁蓉 益阳道及命门火衰。

沙苑蒺藜 补肾水,益阴。

破故纸 补命门不足。

五味子 补五脏气不足。

巴豆 去湿痰,过药。

细辛 少阴头痛,不足。

升麻 阳明经和解药。

蛇蜕 去皮肤风燥。

茴香 利小便,补肾,去湿寒,助阳。

苦楝子 去小肠痛。

广茂 去积聚。

干姜 益气和中。

生地黄 凉血。

没药 除血痛,和血之圣药也。

地榆 治下部有血。

泽泻 治少阴不渴而小便不利,及膀胱中有留垢。

$$土 \quad 黑 \quad 平 \quad 甘 \quad 中$$

$$火 \quad 白 \quad 凉 \quad 苦 \quad 重$$

$$水 \quad 黄 \quad 温 \quad 咸 \quad 轻$$

$$木 \quad 赤 \quad 热 \quad 酸 \quad 实$$

$$金 \quad 青 \quad 寒 \quad 辛 \quad 虚$$

形 色 性 味 体
真 深 急 厚 润
假 浅 缓 薄 枯

轻、枯、虚、薄、缓、浅、假,宜上,厚、重、实、润、深、真、急,宜下,其中平者,宜中,余形色性味,皆随脏腑所宜,此处方用药之大概耳。知者用心,则思过半矣。

流注针法

心痛,脉沉,肾经原穴,弦,肝经原穴,涩,肺经原穴,浮,心经原穴,缓,脾经原穴。腰痛,身之前,足阳明原穴,冲阳。身之后,足太阳原穴,京骨。身之侧,足少阳原穴。丘墟。

针之最要:两胁痛,针少阳经丘墟。心痛,针少阴经太溪、涌泉及足厥阴经原穴。腰痛不可忍,针昆仑及刺委中出血。太阴喘满痰实,口中如胶,针太溪穴。哕呕无度,针手厥阴大陵穴。头痛不可忍,针足厥阴、太阳经原穴。热无度,不可止,刺陷谷穴出血。骨热不可治,前板齿干燥,当灸骨会大椎。小腹疝痛,当利刺厥阴肝经太冲穴。血不止,鼻衄,大小便皆血,血崩,当刺足太阴井隐白。喉闭,刺少阳手足井,并刺少商及足太阴井。大烦热,昼夜不息,刺十指间出血,谓之八关大刺。目疾睛痛,欲出赤,大刺八关。百节疼痛,实无所知,三棱针刺绝骨出血。眼大眦痛,刺手太阳井穴少泽。小眦痛,刺足少阳井穴关冲。阴头中痛,不可忍者,卒疝也,妇人阴中痛,皆刺足厥阴井大敦穴。

《素问》五气五行稽考:珞琭子云:天元一气,定侯伯之迁荣,盖论元气也。许负曰:木瘦、金方、火尖、水肥、土厚,盖论五行以元气为根,富贵寿夭系之。由有尪羸而寿考,亦有壮盛而暴亡。元气固藏,则尪羸而无害,及其散慢,则壮盛而愈危,是以元气为根本,五行为枝叶。

夫元气者,兑之位也,元始之祖,先天地生,圆而无隙,寂而不动,感而遂通,虚而生神,乾体成焉。乾为天,天一生水,故一水二火三木四金五土,五行形焉。四方之民,均受元气,一也,及其生焉,各类五行,形体殊异。是故西北之人金水,象金方水肥,人方正肥厚,东南之人木火,象木瘦火尖,人多瘦长尖小,北人肥,南人瘦,理宜然也。北人赋性沉厚,体貌肥,上长下短,头骨大,腰骨小,此本体也。若光明磊落,机见疾速,腰背丰隆者,元气固藏,富贵寿考,坎中藏真火,升真水而为雨露也。南人赋性急暴,体貌尖瘦,下长上短,头骨扁,腰骨软,此本体也。若宽大度,机谋详缓,脑额圆耸,元气固藏,富贵寿考,离中藏真水,降真火而为利气也。又有南人似北,北人似南人,不富则贵。以此推之,要在察元气,观五行,分南北,定寿夭,则攻守有方,调养有法,不妄药人也。亦犹有刑漕,总其权使,执法者不私,巡禁者申具禁,使出涂者不扰,朝庭在于上,明赏罚于百官,施力气于万民,故君得以尊,无为而治,天下和平,灾害不生。君臣和于上,百官和于朝,万民和于下,庶物和于野,驯而行之,千万年计也。医者明方术,制法度,以疗民病。养性之药,防其渐也,犹巡尉也。治病之药,咸其毒,犹守令也。保命之药,济其弱,犹漕宪也。延年之药,防其危,犹朝庭也。良工总其要,明虚实于三部,调和气于百骸,故心得以宁,神得以清,则四大和平,疾患不生。神气和于上,五脏和于中,步履和于下,脉络和于体,驯而行之,不死之道也。

人之生也,自幼而壮,自壮而老,血气盛衰,其各不同,不可一概治之。六岁至十六岁者,和气如春,日渐滋长,内无思想之患,外无爱慕之劳,血气未成,不胜寒暑。和之违也,肤腠疏薄,易为感冒。和之伤也,父母爱之,食饮过伤。其治之之道,节饮食,适寒暑,宜防微杜渐,行巡尉之法,用善性之药,以全其真。二十岁至五十岁,和气如夏,精神鼎盛,内有思想之患,外有爱慕之劳,血气方刚,不畏寒暑。和之违也,劳伤筋骨,冒犯八邪。和之伤也,以酒为浆,醉以入房。其治之之道，辨八邪八劳，宜行守令之法，宜治病之药，当臧其毒，以全其真。五十岁至七十岁者，和气如秋，精耗血衰，血气凝泣，思虑无穷，形体伤惫。和之违也，百骸疏漏，风邪易乘。和之伤也，风雨晦明，饮食迟进。其治之之道，顺神养精，腑和脏行，宪漕之权，施赈济之法，守令内恤，巡尉外护，宜保命之药，以全其真。七十岁至百岁者，和气如冬，五脏空洞，犹蜕之蝉，精神浮荡，筋骨沮弛。和之违也，触物易伤，衣饮厚薄。和之伤也，大寒振凓，大暑煎燔。其治之之道，餐精华，处奥庭，行相傅之道，燮理阴阳，周流和气，宜延年之药，以全其天真。如是则调御中节，治疗得阴阳协和，营卫流畅，凡厥有生，同跻寿域矣乎。

附诸吐方法

仲景云：伤寒三四日，邪气未传于里，其邪气在上，用瓜蒂散吐而瘥，岂可俟其汗。又云：伤寒六七日，胸中微痞，不能言，懊忱昏眩，无下证，仲景用栀子豉汤吐之，立可。

又，忽然中风，不知人事，亦不出汗，喉中呷嗫之声，用稀涎散吐之亦可。

又，有小儿惊风潮搐，手足掣缩，用验命散吐之。

又云：风头痛，经云若不吐涎，久则瞽目而不治，用瓜蒂散吐之，三吐而瘥。

又，暴嗽，风涎上壅，咽嗌不利，用茶调散吐之。

又，阳痫久不愈，未成痴癫，用导涎散吐之。又，阴痫，用二圣散吐之。

又，膏粱之人，食物多食生脍，胸中不下，化虫伏于胸中，胸膈不快，噎食不下，用藜芦散吐之。

又，久病患胁痛，诸药莫能治，用独圣散加蝎稍半钱吐之。

诸痫不时发作，不知人事，用半生半熟汤吐之。

暗风病，久病不差，发过如故，用郁金散吐之。

痎疟久不差，发寒热无时，用常山散吐之。

蛟龙瘕痛，腹胀如蛊，用球糖散吐之。

人初患伤食，或用冷，心腹闷乱，身热，见食则腕，用赤小豆散吐之。

妇人筋挛骨痛，用神应散吐之。或曰：筋病吐之为何？答曰：木郁达之。所谓达者，令其条达也。

或又有打扑坠堕，先吐之，用金花散，后下之，用承气汤。盖承者，顺也。

偏枯证，半身不遂是也，用追风散吐之。

须风后有目疾，眼有半明，可救之，用防风汤吐之。

小儿上喘，朝热，先用郁金散吐之，后用镇亭散下之，立效。

治癫狂病，久不已，用三圣散吐之，后大下之。

风，掉摇强直，不知人事，便用悬豆膏，涎出，立效。

胸膈满闷皆痛，或臂痛，可先用祛风汤吐之，后服乌药散。

疠风，或疮疡恶疮，便用三圣散吐之，后服苦参丸。

诸厥、气厥、中风，不省人事，便用神圣散鼻内灌之，吐出涎，立效。

破伤风，牙关紧急，角弓反张，便与神圣散吐之，后汗之、下之，效，三法俱用之。

又，有人患咬龙瘕痛，久不愈，欲死，用毬糖散吐之。吐出其物，形如蜥蜴，长七八寸，立可。

吐法者，上古高医用之。今庸下之流，止看诸方，不知治法，不识病源，即不行圣人之法，去圣远矣，可不恐欤！

治黄肿诗曰：白酒煎飞面，青矾百草霜，依方炮制作，消却几多黄。

绿矾四两　　五倍子　　百草霜各一两　　木香二钱

上为细末，用酒煎，飞面为丸，如梧桐子大，每服五丸,空心酒下,二三服。

又方

平胃散四两　青矾二两

醋糊为丸,米饮下。

又方

平胃散　乌沉汤各四两　青矾二两

酒糊为丸。

又方

好川当归四两,用附子酒浸七日　青矾四两,制,煅赤色,成朱子,为细末　百草霜一两。同研细用

当归酒同研细为丸,如梧桐子大,每服五丸至七丸。

服后一月黄去,立效。此方祖传七世。

茯苓散　治诸气肿。

芫花醋水炒　泽泻　郁李仁　甜葶苈　汉防己　藁本各二钱半　陈皮去白　白茯苓　白槟榔　瞿麦各半两　滑石　大戟各七钱半

上为细末,每服一钱,浓煎,桑白皮汤空心调下,取下碧录水如羊脂即效。如未尽,隔日又服。肿消不服。忌食盐一百日。

治疬疮方:

烂至胸前,两腋下有块,如茄子大,或牵至两肩

上,四五年不能痊者,并皆治之,其验如神。常州府武进县朱守仁传。其项不能回顾,数日减可。减可始看疮烂破胸前者,用荆芥根下段,剪碎,煎沸,待温,洗疮。良久看疮破处紫黑,用针刺,一一出血,再洗,三四次洗。用真芝麻油,将樟脑和雄黄为细末,用油调,鸡翎扫疮上,以出水下。次日再洗,乃用前药扫三日。又用韭菜地上蚯蚓粪,五更早晨收,作圆虎口大,用炭火上烧,煅红,取出,净碾为末,每一丸添乳香、没药、轻粉各半钱少些,穿山甲九片,煅红色,为末,用芝麻油调敷患处,其妙如神! 千金漏芦汤,加心槟榔。

点眼神效紫金膏

轻粉 雄黄 铜青 川芎 龙脑 麝香 黄连 硇砂 明砂各三钱 没药一钱 炉甘石二两 童便制,七分 黄丹二两 白丁香二分 青盐 海螵蛸 当归 乳香 血竭以上各五钱 朱砂三钱

先将十九味乳制,极细无声,白砂蜜一斤,先将黄连末熬后,下炉甘石、黄丹前,用槐枝搅,不住手,煎如紫色,用磁器盛,用油纸七片封口,窑土内去火,十日方用,神效!

中药方剂索引

二画

二丹丸　55

二圣散　60

二黄汤　142

十全散　118,146

人参　159

人参石膏汤　121

八味丸　121

八物汤　118

三画

三元汤　145

三化汤　52

三分散　145

干姜　161

下胎丸　143

大白术汤　71

大芎黄汤　63

大金花丸　75

大秦艽汤　51

大黄　160

大黄汤　94

大黄牵牛散　74

万寿地芝丸　130

小黄丸　112

小续命汤　49

川芎　160

川芎汤　71

川芎散　127

广茂　161

卫生汤　153

四画

天冬丸　116

天麻　159

天麻丸　55,114

木香白术散　87

木香金铃子散　73

木香散　85,126,135,137

五苓散　90

五味子　161

内托复煎散　133

内疏黄连汤　132

水煮金花丸　112

牛黄散　74

牛黄膏　76

牛膝　161

牛膝丸　118

升麻　161

升麻汤　154

乌梅肉　160

文武膏　139

巴豆　161

双玉散　113

五画

玉粉丸　113,115

甘矾散　136

甘草　158

术附汤　107

左龙丸　64

石膏　159

石膏汤　70

平胃丸　105

四白丹　54

四君子汤　118

生半夏汤　115

生地黄　161

生地黄散　151

白术　159

白术丸　113

白术芍药汤　95

白术汤　65,86,97,116

白术防风汤　62

白术黄芪汤　94

白术散　116,125

白圣散　144

白芷　159

白芷汤　81

白茯苓　160

白茯苓汤　125

瓜蒂　159

瓜蒂散　79

立效散　148

半夏　159

半夏丸　116

半夏汤　90,143

半夏散　136

加减平胃散　101

加减四物汤　148

发表雄黄散　63

六画

地黄　160

地黄丸　74

地黄当归汤　142

地黄汤　128

地榆　161

地榆芍药汤　104

地榆汤　99

地榆防风散　65

芍药　159

芍药汤　94,146

芍药黄连汤　99

芍药散　70

芍药檗皮丸　101

芎黄汤　62

朴硝　160

夺命散　135

当归　160

当归丸　156

当归承气汤　76

当归黄芪汤　134

当归散　137

肉豆蔻　160

肉桂　158

竹笼散　122

血风汤　146

江鳔丸　66

导气汤　100

防风　158

防风丸　114

防风芍药汤　95

防风当归饮子　74

防风汤　64,156

防风通圣散　57

防风散　144

如神三生散　136

红花散　150

七画

麦门冬饮子　151

赤豆　159

苁蓉　161

苍术　159

苍术石膏汤　72

苍术地榆汤　96

苍术芍药汤　95

苍术汤　83,100

苍术防风汤　95,103

苍术泽泻丸　139

杜仲　160

杏仁　159

束胎丸　143

连翘汤　138

针头岁　138

利膈丸　114

羌活　158

羌活汤　63,65,69

羌活防风汤　62

羌活散　70

沙苑蒺藜　161

没药　161

没药散　66,136,148

沉香　160

诃子散　96

陈皮　159

附子　160

附子丸　87

八画

青镇丸　86

苦杖散　134

苦葶苈　160

苦楝丸　152

苦楝子　161

枣变百祥丸　156

肾气丸　119

知母　159

和胃白术汤　71

金丝膏　129

金刚丸　118

金花丸　86

金铃子散　106

金银花汤　136

金露丸　79

乳香散　136,137

泻清丸　55

泽泻　161

治痰千缗汤　113

细辛　161

九画

珍珠粉丸　121

荆芥　160

荆芥散　148

荆黄汤　85

草乌头　159

茴香　161

茴香散　121

茯苓汤　99

茯苓散　168

南星　159

枳壳　160

枳壳汤　115,142,149

枳实　160

枳实丸　79

栀子　160

厚朴　160

厚朴丸　88

厚朴汤　104

厚朴枳实汤　96

点眼神效紫金膏　169

顺气散　121

独圣散　56

养血当归地黄散　65

洗眼药　130

宣风散　129

宣毒散　129

神曲　159

神效越桃散　98

十画

秦艽汤　144

桂枝　159

桂枝石膏汤　82

桂枝芍药汤　82

桂枝汤　97

桂枝羌活汤　81

桂枝黄芩汤　82

桔梗　160

桔梗丸　128

桔梗汤　84

桔梗散　72

桦皮散　60

桃仁　159

桃花散　147

破故纸　161

柴胡　159

柴胡四物汤　145

柴胡散　70

浆水散　96

凉膈散　75

十一画

理中丸　90

黄芩　159

黄芩芍药汤　93

黄芪　160

黄芪汤　70

黄连　160

黄连汤　98

萆薢　160

救苦丸　129

蛇蜕　161

麻黄　159

麻黄汤　67

麻黄附子细辛汤　68

麻黄桂枝汤　81

羚羊角散　128

清镇丸　115

淋洗药　140

十二画

款气丸　114

煮黄丸　78,106

散热饮子　127

楮实子丸　125

椒术丸　104

雄黄　159

雄黄散　65,83,137

紫沉丸　86

紫金丹　147

黑白散　147

十三画

槐子散　128

蜈蚣散　63,64

愈风汤　52

煨肾丸　119

十四画

槟榔　160

槟榔丸　78

槟榔散　85

膏药方　134

十五画

增损柴胡汤　143

十七画

藁本汤　106

十八画

藜芦散　83